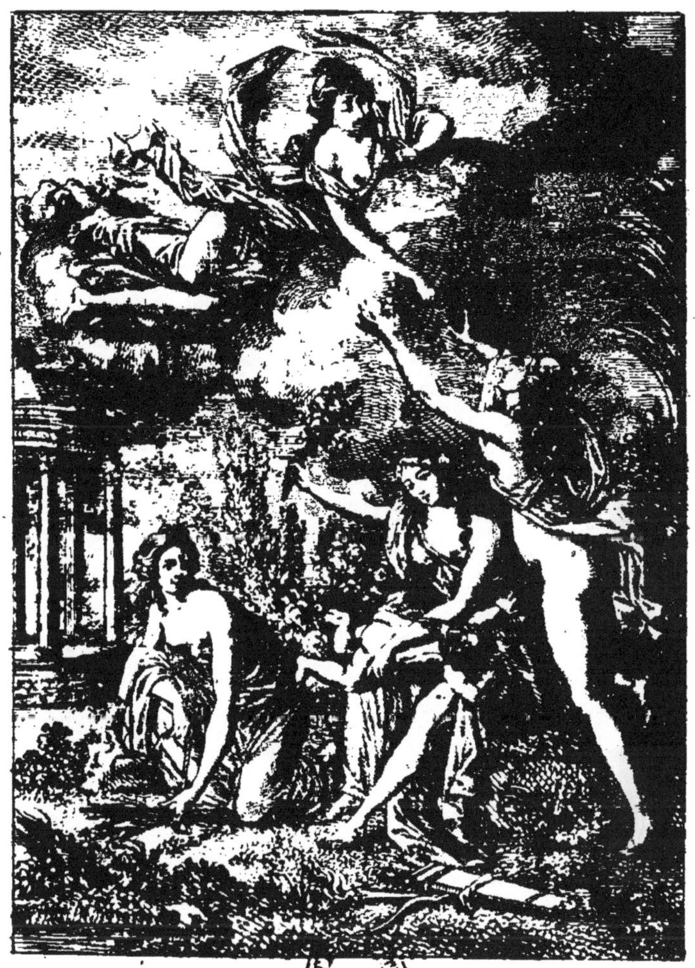

Delicias pariunt Veneri crudelia flagra,
Dum nocet, illa juvat, dum juvat ecce nocet.

DE L'UTILITÉ
DE LA FLAGELLATION
DANS LA MÉDECINE
ET DANS LES PLAISIRS DU MARIAGE,
ET DES FONCTIONS
DES LOMBES ET DES REINS;

OUVRAGE SINGULIER,

Traduit du latin de J. H. MEIBOMIUS,

Et enrichi de notes historiques, critiques et littéraires, d'une introduction et d'un index.

NOUVELLE ÉDITION.

A PARIS,

Chez C. MERCIER, imprimeur-libraire; rue du Coq-Honoré, N°. 120.

1795.

AVERTISSEMENT.

On sait que Jean-Henri Meibomius étoit un savant du dernier siècle, qui s'est rendu célèbre en médecine, par la découverte des nouveaux vaisseaux qui prennent leur chemin vers les paupières, et qu'on a appelés de son nom, *conduits de Meibomius*. Il fut long-temps professeur de médecine à Helmstadt, sa patrie, et ensuite premier médecin de Lubeck, ville d'Allemagne dans le duché de Holstein.

Le petit traité que nous publions est très-curieux, et n'est guère connu que de quelques médecins, et d'un petit nombre de gens de lettres. Il n'en existe que deux éditions devenues fort rares et fort chères, faites toutes deux en pays étrangers et fourmillant de fautes d'impression. La première à Londres 1665, in-64, et la seconde à Francfort 1670, in-8°. L'une et l'autre étant fautives, nous nous sommes déterminés d'en donner une troisième purgée de ces fautes; et pour faire connoître cet ouvrage intéressant et utile aux littérateurs, aux gens du monde, et à ceux qui ne sont pas familier avec le grec et le latin, nous avons entrepris de le traduire, et nous avons accompagné notre version de notes historiques étroitement liées au sujet, d'observations nouvelles puisées dans des auteurs modernes, tels que MM. *l'abbé Chappe*, *de Lignac*, *Arnaud de Villeneuve*, et *Lémery*, etc., et multipliées au point qu'elles forment, pour ainsi dire, un second ouvrage aussi étendu que celui de Meibomius.

Nous avons adouci le mieux qu'il a été possible, des expressions trop libres dans les citations, de manière pourtant à ne pas nuire à la clarté du sujet, dans un ouvrage dont le but est de développer le méchanisme des parties auxquelles l'Etre-Suprême a confié l'emploi de la propagation de l'espèce, et d'indiquer les remèdes nécessaires à les rendre capables de s'en acquitter, quand un vice dans les organes ou des excès de volupté ont altéré en elles cette précieuse faculté.

Nous renvoyons ceux qui nous accuseroient d'avoir voulu faire l'apologie de la flagellation, à ce qu'ont dit dans les mêmes vues, *M. de Bienville*, dans l'avant-propos de son excellent *traité de la Nymphomanie*, pages 4 et 5; *M. de Lignac*, dans l'introduction de son traité de l'amour conjugal, page 19, et *M. Tissot* dans celle de *l'Onanisme*, pages 7, 8 et suivantes.

Au reste, nous espérons que le plus grand nombre des lecteurs, nous saura gré de n'avoir rien négligé pour leur offrir un ouvrage complet.

Il y a des écueils inséparables de la matière, et que le traducteur le plus chaste ne peut éviter, s'il veut rendre les pensées de son original ; c'est ce que nous avons éprouvé toutes les fois qu'il a été question de rendre en français les vers libres de Pétronne, Catulle, Tibulle, Ovide, Martial et Apulée. Il falloit donc abandonner le travail ; non, sans doute : à côté des vers libres, je trouvois des autorités puisées dans les auteurs ecclésiastiques, les livres sacrés et les pères de l'église. L'exemple des St.-Augustin, des St.-Jerôme, des Isidore, des Lactance, des Origène et des Tertullien m'encourageoit dans mon entreprise, puisqu'écrivant en langues vivantes, ils n'ont pas cru devoir se taire sur les crimes obscènes, parce qu'on ne peut les désigner sans mots. Au reste, si nous sommes répréhensibles, notre faute est celle de Meibomius, et nous nous justifions entièrement par l'aveu sincère de la faute même, et si c'en est une, nous n'avons eu d'autre motif en traduisant cet ouvrage, que de nous occuper, de nous amuser, et de procurer aux littérateurs et aux gens du monde la connoissance d'un ouvrage que sa rareté leur avoit fait perdre, et leur en faciliter l'acquisition à moindres frais.

J'ai rassemblé dans l'introduction qui suit, tout ce qui peut servir à l'histoire de la flagellation, en offrant au lecteur un extrait lumineux et discuté de l'ouvrage de l'abbé Boileau sur cette matière : et cette compilation nécessaire à mon ouvrage ne laissera plus rien à désirer. Nous osons avancer que cet extrait, ceux de Brantôme, et l'étendue des notes dont nous avons semé l'ouvrage, dans la vue d'égayer l'aridité du style de Meibomius, ne manqueront pas de rendre ce petit traité aussi intéressant que curieux.

Quant à la manière dont nous avons traduit le latin, dans lequel il falloit remédier à des fautes d'impression ou de latinité, et à des demi-mots qui, si je puis le dire, n'étoient que les premiers linéamens des pensées de l'auteur qu'il falloit développer, nous supplions le lecteur de vouloir bien se souvenir de ce précepte d'Horace dont nous avons tâché de faire notre profit, sur-tout quand il a fallu rendre des morceaux d'anatomie, qui ne sont plus les mêmes que du temps de Meibomius, et suivre la marche nouvelle prescrite par nos nouvelles découvertes en médecine, et à laquelle je me suis le plus possible conformé.

Nec verbum verbo curabis reddere fidus
Interpres, nec desilies imitator in arctum,
(HOR. Art. Poët.)

INTRODUCTION.

L'ABBÉ Boileau, docteur de Sorbonne, doyen et grand vicaire de Sens, sous *de Gondrin*, et ensuite chanoine de la Sainte-Chapelle de Paris, donna en 1700 un ouvrage intitulé : « Historia Flagellantium de *recto* (1) » et perverso Flagrorum usu apud Chris-» tianos, ex antiquis scripturæ, Patrum, » Pontificum, Conciliorum et Scriptorum » profanorum monumentis, cum cura et fide » expressa, » imprimé chez *Janisson*, en gros caractères, et composé de près de 400 pages *in*-12. *Du Cerceau* et *Thiers* le critiquèrent. On en publia une traduction plus indécente que l'original; elle fut réformée par l'abbé *Granet*, qui la fit réimprimer en 1732.

Un auteur anonyme déchargea sa bile sur ce livre, dans un petit ouvrage *in*-12, de 43 pages, et qui a pour titre : Lettre à M. L. C. P. D. B. sur le livre intitulé :

---

(1) L'auteur fut obligé d'ajouter ce mot *recto* au titre, et de retrancher des choses qui choqueroient même dans un traité de chirurgie.

Historia Flagellantium. Cette lettre est une véritable satyre, et qui attaque M. l'abbé Boileau, d'une manière hardie et peu honnête. L'éclipse, dit le critique, que souffrit l'histoire des flagellans, dès qu'elle commença à voir le jour, vint d'une suppression tacite ou de l'avidité des libraires de Hollande et d'Angleterre, et de l'empressement à enlever toute l'édition d'un ouvrage qui devoit être d'un grand débit chez eux. On m'a assuré depuis peu, dit-il, qu'on en faisoit une nouvelle édition en faveur des mousquetaires et autres jeunes gens d'agréable humeur, qui le trouvent fort à leur gré. Il est en effet très-divertissant, et peut tenir son rang dans leur bibliothèque, entre Rabelais, Bocace et les contes de Lafontaine. Il ajoute que cet ouvrage a mérité à M. Boileau le surnom de *Flagellant*, pour le distinguer des autres abbés Boileau, fort connus dans le monde par leur réputation et leur mérite. Dans tout le cours de la satyre, le critique appelle M. Boileau de ce nom de Flagellant ou de petit Flagellant. Le portrait qu'il en fait est trop injurieux pour être rapporté ici. Je dirai seulement que ce critique n'épargne ni le livre ni la personne. Sa satyre est pleine d'invectives, de railleries, d'ironies et de réflexions mordantes, et son ouvrage peut être mis, avec justice, au rang des libelles diffamatoires.

Car, après tout, dit l'auteur des nouvelles de la république des lettres, (décembre 1700, page 695,) quand il y auroit quelque chose à reprendre ou dans le choix de la matière du livre de M. Boileau, ou dans la manière dont il l'a traitée, cela n'empêche pas que l'auteur ne soit un honnête homme et de bonnes mœurs (1).

Les jésuites attaquèrent aussi cet ouvrage, et ont extrait de ce livre ou de ceux qu'il a approuvés, diverses propositions qu'ils croyoient censurables. Il y en a une qui le paroît effectivement, et la voici en français : *Les écrivains sacrés ont fait mention onze fois des flagellations, cinq fois principalement en parlant de J. C. notre sauveur, qui fut flagellé malgré lui et contre sa volonté.* Cette expression paroît trop forte, mais on voit bien pourtant ce que l'auteur veut dire ; c'est que si J. C. a été flagellé par ses ennemis, il ne s'est jamais donné volontairement la discipline, comme font les moines. Voici une autre proposition que je ne rapporterai qu'en latin : *Nec esse est cum musculi lumbares virgis aut flagellis diverberantur, spiritus vitales revelli, adeò quæ salaces motus ob viciniam partium ge-*

(1) Le traducteur du traité de Meibomius n'a pas d'autre réponse à faire à tous ceux qui voudroient lui faire éprouver les désagrémens auxquels M. l'abbe Boileau a été en proie.

nitalium et testium excitari, qui venereis imaginibus ac illecebris cerebrum mentem que fascinant ac virtutem castitatis ad extremas augustias redigunt.

Si cette proposition n'est pas fausse, il est du moins sûr qu'elle auroit beaucoup mieux sa place dans un ouvrage de quelque médecin, que dans celui d'un prêtre docteur en théologie; mais il sied mal aux jésuites de relever de semblables propositions, puisque plusieurs de leurs auteurs ont avancé des choses beaucoup plus capables de blesser les imaginations foibles et délicates.

Le dessein général de l'auteur étoit de faire voir que l'usage des disciplines volontaires est une superstition qui s'est introduite chez les moines, et qui tire son origine du Paganisme, et qu'elle est pernicieuse à la santé du corps et de l'âme. Il loue l'exercice de la mortification de la chair comme un acte saint et méritoire, lorsqu'il est autorisé par la loi divine ou établi par l'église. Or, celui dont il s'agit n'est point autorisé par la loi divine. Il n'en est point fait mention dans l'ancien testament. La loi de Moïse, au contraire, (Deut. 25, 2, 3.) défendoit de donner aux criminels plus de quarante coups de fouet, d'où il suit qu'elle ne permet pas aux moines ni à aucun autre particulier, de s'appliquer plus de quarante coups de fouet, ni de se déchirer la peau d'une manière si cruelle, pendant que l'on chante lentement *miserere*, *de profundis* et l'antienne *salve regina*. La loi naturelle nous défend de faire à autrui ce que nous ne voudrions pas qui nous fût fait; et la loi de Moïse nous défend de nous faire à nous mêmes ce qu'elle ne veut pas que nous fassions à un autre. Dans l'évangile, J. C. ni les apôtres n'ont pas fait mention de la flagellation, car, par le passage de St-Paul, je *mortifie ma chair* (Corinth. 9, 27.), l'auteur fait voir qu'il ne favorise point la discipline que se donnent les moines. Il remarque que la flagellation involontaire est fort ancienne, puisqu'elle étoit en usage parmi les payens, avant la fondation de Rome. Elle étoit même établie par la loi divine, (proverb. 13, 24 et 23, 13) pour punir les enfans et ceux qui faisoient quelque faute qui méritât cette punition Mais outre ces flagellations involontaires, il y en avoit de volontaires et de libres. Tertullien rapporte que c'étoit une coutume parmi les Lacédémoniens de célébrer de certaines fêtes en l'honneur de Diane, et que ce jour-là, pour honorer la déesse, les jeunes gens se fouettoient eux-mêmes devant son autel, et quelquefois jusqu'au sang. Environ l'an 476 de J. C., les juifs rabins mirent au nombre de leurs cérémonies une espèce de flagellation volontaire, mais elle étoit mutuelle, et ils se flagelloient les uns les autres alternativement. Dans les premiers temps de l'église, où la pénitence étoit dans sa plus grande ferveur, l'usage de la discipline étoit une chose inouie. Du temps de St.-Augustin, on avoit coutume de flageller les hérétiques et les criminels, mais les chrétiens ne se flagelloient point eux-mêmes. Ceux qui ont écrit la vie austère des anciens anachoretes ne parlent point de disciplines ni de flagellations volontaires. M. Boileau répond à un passage de St-Jérôme, à un autre de St-Jean Climaque, et à un troisième de St-Cyrille d'Alexandrie, que les moines croient leur être favorables.

L'usage de se flageller soi-même ne fut introduit qu'environ l'an 1047 ou 1056, du temps de *Pierre Damiens*, et il ne fut toléré des personnes sages qu'avec beaucoup de répugnance. L'auteur rapporte divers exemples, tous propres à faire avoir en horreur et à tourner en ridicule la flagellation.

Voici une anecdote très-plaisante à ce sujet, tirée de *Michaël Scotus*.

Un dévot accompagnoit sa femme à confesse : voyant que le confesseur la menoit derrière l'autel pour la flageller, il s'écria : Monsieur, elle est très-délicate, je reçois la discipline pour elle : cela dit, il se mit à genoux, et le confesseur fit son office ; pendant la cérémonie, la femme crioit de toute sa force : frappez fortement, car je suis grande pécheresse. Il y avoit peut-être un motif de jalousie dans le dévouement du mari, et une petite vengeance de cette jalousie, dans la femme.

Cette coutume devint fort ordinaire dans la suite, et on la pratiqua jusques dans les rues. Un cordelier un jour donna le fouet en plein midi, sur les fesses, à un docteur en théologie qui avoit prêché contre la conception immaculée de la Ste.-Vierge, et les femmes crioient : mon père, donnez lui en quatre coups pour chacune de nous.

Vers l'an 1260, vint la superstition inouie de se fouetter soi-même, et la secte des flagellans commença en Italie. Ils alloient tout nuds en procession deux à deux, se flagellant dans les rues et dans les places publiques. Cette secte n'avoit point d'ailleurs de sentimens opposés à ceux de l'église romaine. Cependant Alexandre IV ne voulut pas l'autoriser, et plusieurs princes chassèrent ces flagellans de leurs états.

Ces observations suffisent pour mettre le lecteur en état de juger de l'histoire des flagellans par l'abbé Boileau, s'il ne la connoît pas ; et je renvoie ceux qui la connoîtroient au livre lui-même, où ils trouveront des choses curieuses et des détails plus étendus.

Je ne puis me refuser au désir d'augmenter la foule des exemples qu'on pourroit citer de la flagellation volontaire, par celui de St.

St.-Dominique, surnommé *l'Encuirassé*. Cet hermite ne se flagelloit pas seulement pour lui, mais pour expier les iniquités des autres. On croyoit alors que cent ans de pénitence pouvoient se racheter par vingt pseautiers, accompagnés de coups de fouet. Trois mille coups valoient un an de pénitence, et les vingt pseautiers faisoient trois cent mille coups, à raison de mille coups par dixaine de pseaumes. Dominique accomplissoit cette pénitence de cent ans, en six jours. Il acquittoit ainsi les péchés du peuple; mais cette flagellation continuelle rendit sa peau aussi noire que celle d'un nègre. L'usage de ces sortes de pénitence occasionna l'abolissement des pénitences canoniques. Le principal avantage de celles-ci étoit de détruire les plus mauvaises habitudes, en faisant pratiquer long-temps les vertus contraires, et non pas en faisant flageller un hermite qui n'étoit pas coupable. En effet, a dit un certain auteur, le péché n'est pas comme une dette pécuniaire que tout autre peut payer à la décharge du débiteur, en quelque monnoie que ce soit; c'est une maladie dangereuse qu'il faut guérir dans la personne même du malade.

Je serois tenté de croire que ces flagellans, animés d'abord d'un saint zèle et du désir de se mortifier, ont employé la fustigation dans la vûe de matter leur chair et de faire pénitence ; mais dupes peut-être de ce même zèle, et la nature ne perdant jamais ses droits, ils ont continué, avec une espèce de fureur, cette douce torture qui les dédommageoit du plaisir que leur solitude leur défendoit ; car enfin, c'étoit toujours un plaisir goûté physiquement, même à l'insu du moral.

Brantôme, dans la graveleuse et cynique simplicité de son style (1), dit qu'il a ouï parler d'une grande dame de par le monde, qui ne se contentant de lasciveté naturelle, car elle étoit grande putain et étant mariée et veuve, aussi étoit-elle très-belle ; pour la provoquer et exciter davantage, elle faisoit dépouiller ses dames et filles, je dis les plus belles, et se délectoit fort à les voir, et puis elle les battoit du plat de la main sur les fesses avec de grandes claquades et *blamuses* assez rudes ; et les filles qui avoient délinqué en quelque chose, avec de bonnes verges, et alors son contentement étoit de les voir remuer et faire des *tordions* de leurs corps et fesses, lesquels selon les coups qu'elles recevoient, en montroient de bien étranges et plaisans. Autrefois, sans les dé-

(1) Page 370, tom. 1. des vices des dames galantes de son temps, édit. de Leyde, 1666, *in*-12.

pouiller, les faisoit trousser en robe, car pour lors elle ne portoient point de caleçons, et les claquetoit et fouettoit sur les fesses, selon le sujet qu'elles lui donnoient, ou pour les faire rire ou pleurer, etc. etc. etc.

Plus loin, il raconte qu'un grand prenoit ainsi plaisir à voir sa femme nue ou habillée, et à la fouetter de claquades, et à la voir manier de son corps.

Qu'une fort honnête dame, étant fille, étoit fouettée par sa mère quatre fois tous les deux jours, non pour avoir *forfait*, mais parce que sa mère prenoit plaisir à la voir remuer ainsi les fesses et le corps, pour autant en prendre d'appétit ailleurs, et tant plus elle alla sur l'âge de quatorze ans, elle persista et s'y acharna de telle façon, qu'à mesure qu'elle l'acostoit, elle la contemploit encore plus. Il dit plus bas, qu'un très-grand seigneur et prince, il y a plus de quatre-vingt ans, avant d'aller habiter avec sa femme, se faisoit fouetter, ne pouvant s'émouvoir ni relever sa nature baissante, sans ce sot remède. Je désirerois volontiers qu'un médecin excellent m'en dit la raison.

Voilà de terribles humeurs de personnes, dit naïvement Brantôme, en parlant de l'homme cité par Pic de la Mirandole, et dont nous avons rapporté l'exemple dans cet ouvrage.

NOTE.

On a vu dans cette introduction que de tous temps les prêtres faisant servir la religion à leurs plaisirs, ont su couvrir de ce masque redoutable les excès honteux où les portoit un tempérament fougueux qu'allumoient encore la macération qui tendoit à les rendre plus lubriques, l'oisiveté, la tranquillité des cloîtres, et la confiance aveugle qu'ils avoient inspirés à leurs sots pénitens.

Le traducteur, n'ayant entrepris que le seul ouvrage de Meibomius, et non l'effrayant tableau des crimes du clergé, et l'histoire générale de la flagellation, prie les lecteurs qui désireroient de plus grands éclaircissemens sur cette matière, de consulter :

1°. Essai philosphique sur le monachisme, par Linguet, 1776, 1 vol. *in*-8°.

2°. Nécessité de supprimer et d'éteindre les ordres religieux en France, prouvée par l'hist. philos. du monachisme, ou exposition abrégée de ce que l'on trouve de plus singulier et de plus curieux dans l'institution, la règle, l'établissement et la vie des moines de tous les cultes et de tous les pays. *Londres* 1789, 2 vol. *in*-8°.

3°. Les prêtres démasqués, ou les iniquités du clergé chrétien. Ouvr. trad. de l'anglais. 1767, *in*-8°. 1 vol.

DE L'UTILITÉ
DE LA FLAGELLATION
DANS LA MÉDECINE
ET DANS LES PLAISIRS DU MARIAGE,
ET DES FONCTIONS
DES LOMBES ET DES REINS.

VOICI enfin, mon cher Cassius, le petit traité que je vous ai promis dans une orgie bachique. Vous vous convaincrez, en le lisant, que l'usage de la flagellation n'est pas aussi extraordinaire qu'il le paroît au premier coup-d'œil. Je me souviens très-bien de l'engagement que j'ai pris de vous communiquer mes réflexions sur cet objet. Ce fut lorsque nous nous trouvâmes dernièrement à table chez notre ami commun Martinus Gerdesius, conseiller du prince, et votre collègue, mais je ne me rappelle pas précisément à quelle occasion je vous dis que les coups et la flagellation servoient quelquefois à la guérison de plusieurs maladies, ce qui vous parut un paradoxe. Quoi qu'il en soit, je vais vous démontrer que l'expérience a confirmé la bonté de ce remède, en m'appuyant sur l'autorité des médecins qui l'ont enseigné et pratiqué.

Titus, disciple d'Asclépiade (A) qui vivoit sous le règne d'Auguste, comme je l'ai dit dans mon ouvrage intitulé : *Vies des médecins*, prétend, livre 2, de *l'âme*, que les *Maniaques doivent être fouettés pour leur rendre le bon sens.*

Cælius Aurelianus, livre 1, *des passions lentes*, chap. 5, dit que les personnes attaquées de la *mélancolie érotique*, ou qui sont dans le délire, doivent être aussi fouettées, quand les autres moyens n'ont rien fait, et que dans plusieurs individus, cette opération a guéri l'aliénation d'esprit.

Rhazès, livre 1, *de la continence*, chapitre IV, d'après un célebre médecin juif dont il invoque le témoignage, ordonne de lier la personne attaquée de la manie érotique et de la frapper à grands coups de poing ou de verges, si les autres remèdes ont été infructueux, et d'administrer ce topique à plusieurs reprises, si le bien ne s'opère pas dès la première fois; une seule hirondelle, pour me servir de ses termes, ne faisant pas le printemps.

Antoine Gaignier pense (1) comme Rhazès,

(1) *Pract. Tract.* XV. cap. XII.

et Valescus de Tarente s'exprime ainsi : (1) « si le malade est jeune, il faut le frapper » sur les fesses à grands coups de verges, » et si l'érection ne se fait pas, l'enfermer » dans un cul de basse fosse, l'y tenir au » pain et à l'eau jusqu'à ce qu'il demande » pardon de son invergence, et lui faire ob- » server un régime rigoureux. »

Si nous en croyons Sénèque, livre 6, *des Bienfaits*, chapitre 8, la flagellation dissipe la fiévre quarte, parce que le mouvement réchauffe et divise l'humeur âcre, épaisse et noire, qui étoit stagnante dans les viscères, comme le dit fort bien Juste Lipse dans ses commentaires.

Jérôme Mercurialis, (B) (2) nous apprend que plusieurs médecins ont ordonné la flagellation à des personnes maigres, pour les engraisser et leur donner de l'embonpoint.

Galien (3) citant à ce sujet les stratagêmes des marchands d'esclaves, qui se servoient de ce moyen pour les faire paroître plus brillans de fraîcheur et d'embonpoint, ne laisse aucun doute sur l'efficacité de ce remède. (4) Il est certain qu'il fait gonfler la

---

(1) *Philonium.* lib. I. c. XI.

(2) Lib. IV *de arte gymnasticâ*, cap. IX.

(3) *Meth. med.* lib. XIV, c. XVI.

(4) Combien de nourrices, sans avoir consulté Jérôme Mercurialis, ni Galien, ont recours à ce

chair et attire à elle les alimens. Personne n'ignore que la flagellation avec des orties vertes a le plus grand succès pour raffermir les membres et rappeler la chaleur et le sang dans les parties qui en sont privées.

Cælius Aurelianus (1) et Thémison, liv. I *des Passions lentes*, veulent que ce soit avec de la férule.

Elidæus de Padoue (2) n'hésite pas d'ordonner la flagellation avec des orties vertes sur les membres tendres et délicats des petits enfans, pour hâter l'éruption de la petite vérole.

Thomas Campanella, (C) que nous avons autrefois connu à Naples, semble mettre en avant une opinion nouvelle et inadmissible, en attribuant à la flagellation la vertu de guérir les obstructions du bas ventre. Il raconte (3) que le prince de Venuse (4) un

---

stratagême qu'elles connoissent par tradition, et claquant les enfans sur les fesses, avant de les rendre à leurs mères, trompent par cet embonpoint factice et momentané, la confiance des tendres parens qui leur ont livré ces intéressantes créatures.

(1) Lib. II, *Chr.* c. I.

(2) *Consil. Med.* 282.

(3) Lib. III. *Medicinalium.* c. V. art. XII.

(4) *Venuse*, aujourd'hui *Venosa*, ville de l'Italie méridionale, dans la Basilicate, près Naples, au pied de l'Apennin. Elle fut la patrie d'Horace.

des meilleurs musiciens de son siècle, ne pouvoit aller à la garde-robe sans avoir été préalablement fustigé par un valet gagé pour remplir cette fonction; ajoutant qu'il serait dangereux de retenir sa respiration pendant qu'on se feroit administrer ce remède; et j'en conviens.

Il est des personnes qui ne peuvent goûter les plaisirs de l'amour, si elles ne sont aiguillonnées par la fustigation. Cette cérémonie étrange les embrâse des feux de la lubricité, jusques à les faire écumer, et fait dresser vers le ciel cette partie qui constitue la virilité, de manière que son oscillation suit le nombre et le son des coups appliqués, pour ainsi dire, en cadence; et voilà précisément ce que vous rejettiez comme une plaisanterie et une chose incroyable, quand j'en parlai la première fois. Je vais pourtant mettre en usage, mon cher Cassius, tout ce que je crois capable de vous en convaincre, en m'étayant du témoignage des auteurs les plus dignes de foi, pour vous prouver que ceci n'est point une innovation, et que le caprice n'a aucune part à cet usage, et j'y joindrai les raisons et les exemples, d'après lesquels divers médecins et moi avons trouvé la chose vraisemblable. Je ne m'étendrai cependant pas beaucoup dans ce moment-ci sur la nécessité d'employer les orties vertes, pour en frapper les parties génitales.

Menghus Faventinus (1) assure qu'elles ont une propriété merveilleuse pour allonger, tendre, grossir et ériger le membre viril, qui, par une parcimonie de la nature, feroit craindre la stérilité.

Pétronne vous apprendra, si vous le consultez, combien elles sont utiles pour guérir l'impuissance, et rendre aux amans leurs forces éteintes par de trop fréquentes jouissances en faisant parler Encolpe de cette manière :

« Cette partie de mon corps par laquelle » j'étois autrefois un Achille, étoit alors entièrement morte et plus froide que la neige, » et sembloit s'être retirée au fond de mes » entrailles, sillonnée de mille rides. Ma » verge ressembloit à du cuir détrempé dans » de l'eau, etc.

Je ne fais ici que transcrire l'auteur qui continue ainsi :

« Enothée, prêtresse de Priape, lui ayant » promis de la lui rendre aussi dure que de » la corne, mêle du cresson alenois avec de » l'avrône, en forme un onguent qu'elle applique sur ses testicules, et armant ses » mains d'une poignée d'orties vertes, l'en » frappe légèrement au-dessous du nombril, » sur les reins et sur les fesses. »

Mais pour revenir à la grande et véritable flagellation, écoutons ce que raconte à ce

(1) Pract. part. II cap. *de passion. membr. génital.*

sujet *Jean Pic, comte de la Mirandole*, (D) qui vivoit, il y a 150 ans. Il fait ainsi, livre 3, chap. 27, de son ouvrage *contre les astrologues*, l'histoire d'un de ses amis.

« Je connois, dit-il, et il existe encore, un homme dont le tempérament amoureux, et les excès n'ont peut-être jamais eu d'exemple. Il ne peut caresser une femme, malgré la violence de ses desirs, s'il n'est auparavant fustigé. En vain sa raison lui fait regarder comme un crime ce rafinement de volupté, sa fureur pour ce cruel plaisir est telle qu'il encourage lui-même, et accuse de mollesse et de lâcheté celui qui le fouette, lorsque la fatigue ou la pitié lui font ralentir ses efforts. Le patient n'est au comble de ses plaisirs, qu'en voyant ruisseler le sang dont une grêle affreuse de coups, a couvert les membres innocens du libertin le plus effréné. Ce malheureux eclame ordinairement pour cè service, avec les plus instantes supplications, la main de la femme avilie dont il veut jouir, lui donne lui-même les verges qu'il a fait tremper dès la veille, dans le vinaigre, et lui demande à genoux la faveur insigne d'être ainsi déchiré. Plus elle frappe avec violence, plus elle acquiert de droits à son amour et à sa reconnoissance, en lui rendant des feux qu'il n'avoit plus, jusqu'à ce que le dernier période de la souffrance et l'épuisement total de ses forces, lui fassent goûter la plénitude de la volupté en égale proportion. Trouvez un seul homme pour qui le comble de la douleur, et cette espèce de torture doivent être celui du plaisir, et si d'ailleurs il n'est pas entièrement corrompu, lorsque, de sang froid, il connoîtra sa maladie, il rougira de ses excès et les détestera ». Jusqu'ici c'est Pic de la Mirandole qui a parlé, mais la même chose est rapportée par *Thomas Campanella* déjà cité, et *Jean Névisan* (E) livre 1 de *ses Sylves Nuptiales*, art. 130. Si je ne me trompe, l'homme dont parle *Cælius Rhodiginus* (F) livre 2, chap. 15 de *ses anciennes leçons*, avoit ce goût là de commun avec l'ami de Pic de la Mirandole; et d'après Cœliusl, *André Tiraqueau* (G), art. V de son *Traité des Loix du Mariage*. Mais écoutons Cœlius.

Des personnes dignes de foi, dit-il, assureront avoir connu, il y a quelques années, un homme qui par un contraste bien étonnant et qu'on aura peine à croire, joignoit au physique le plus froid et le plus inhabile aux plaisirs de Vénus, l'imagination la plus érotique et le génie le plus ardent. Il n'avoit d'aptitude, de chaleur et de force pour la lutte amoureuse, qu'à proportion des coups de verge qu'il avoit reçus, et vous n'eussiez pu savoir lequel lui causoit le plus de volupté ou de la volupté elle-même, ou de la douleur qui en étoit la source et l'agent: à moins

moins que la juste proportion de la seconde ne le conduisît à la perfection des délices de la première. Il s'abaissoit jusqu'aux prières pour être frappé de verges qu'il avoit fait durcir, depuis la veille, dans du vinaigre. La rage qu'allumoient en lui les desirs, le portoit à accabler de reproches et d'injures celui qu'il avoit chargé de cet office, dès qu'il frappoit trop mollement, et lui faisoit regarder comme imparfaite, infructueuse et nulle, toute séance qui n'étoit pas terminée par une effusion de sang. Cet homme est, je crois, le seul qui également avide de plaisirs et de souffrances, ne savouroit l'un qu'au moyen de l'autre, et pour qui les plaies, les déchiremens et l'effusion de sang fussent et le prélude et le complément des titillations et de la jouissance (1). *Othon Brunsfeld* (H) médecin célèbre, dans son

---

(1) Tamerlan, ce fameux empereur d'Asie, qui se faisoit appeller *le Fils de Dieu*, fut père de cent enfans et vainqueur de cent peuples, se faisoit fustiger par esprit de débauche.

Lucien, tome 3, de la traduction de Perrot d'Ablancourt, parle d'un certain Pérégrinus qui avoit le même goût. Ce philosophe se fouettoit en public au milieu de tout un peuple et se débarrassoit d'une surabondance de liqueur seminale aussi effrontément que Diogène : ce qui leur fit donner à tous deux le nom de *Cynique*. Ce même Pérégrinus,

Onomastic. Medic., rapporte l'anecdote suivante :

De son temps vivoit à Munich, résidence des ducs de Bavière, un homme qui ne pouvoit s'acquitter envers sa femme du devoir conjugal, s'il n'étoit pas auparavant fustigé à toute outrance. Un fait qui s'est passé sous nous yeux tout récemment et à Lubeck même, vient à l'appui de ce que j'ai déjà raconté.

Un citoyen de cette ville, marchand de beurre et de fromage, demeurant sur la place des moulins, fut, entr'autres crimes dont on le chargeoit, accusé d'adultère, dénoncé aux magistrats et le procès fait, condamné au bannissement. Une fille de joie avec laquelle cet homme avoit depuis long-temps un commerce de libertinage, traduite devant les sénateurs chargés de la justice criminelle, et qu'on nomme *die Gerichts herren*, avoua qu'il n'avoit jamais été habile à consommer l'acte de la génération, sans être auparavant fustigé, et qu'après une première course, il lui étoit impossible d'aller plus loin, si elle

---

surnommé *Protée*, se fit chrétien, ensuite apostat, et finit par se brûler publiquement aux jeux Olympiques.

» Lorsque sur un bûcher Pérégrin las du jour,
» D'un trépas éclatant cherche la renommée,
» Un *Cynique* orgueilleux s'évapore en fumée.

(Racine. Poëme de la Religion, chant 4. pag. 133, vers 306.)

ne réitéroit l'opération douloureuse et salutaire, en doublant la dose. (1) Le coupable nia d'abord le fait; mais pressé par des interrogatoires fréquens et sévères, il fut contraint de tout avouer. J'ai pour garans de la vérité de cette anecdote, les juges eux-mêmes, Thomas *Storning* et Adrien *Moller*, mes amis, et qui, comme vous le savez, vivent encore. Il y a très-peu de temps qu'une personne occupant une des premières places à Amsterdam, fut accusée d'avoir une liaison de débauche avec une fille que pourtant il ne pouvoit exploiter, sans avoir été préalablement excité par une ample flagellation. L'affaire ayant été portée devant les tribunaux, la perte de son emploi fut le châtiment de sa lubricité, et long-temps après son aventure, il étoit encore la fable de la ville. Ainsi, vous ne voudrez, ni ne pourrez, je crois, vous refuser à l'évidence des preuves dont je m'environne pour vous persuader. Tâchons donc de rendre raison, s'il est possible, d'une chose qui paroît, au premier coup-d'œil, si extraordinaire. Si vous consultez les astrologues, ils allégueront l'influence des astres, et diront qu'une puissance occulte

(1) Sénèque parle aussi d'une courtisanne qui n'employoit d'autre moyen que la fustigation pour réveiller l'amour de son galant, lorqu'il se refroidissoit.

et particulière du ciel, est l'unique cause de cette manie aussi extraodinaire que dépravée de certains êtres. Ils vous diront sans doute, avec Pic de la Mirandole, que la planète de Vénus présidant à la conception de l'homme a été croisée et pour ainsi dire frappée par les rayons opposés d'un autre astre, dont elle a contracté la malignité.

Francisc. Junctinus (J) (1) fait sur cela un très-long commentaire ; mais le ciel et les astres étant des causes universelles, et ne pouvant produire dans tel ou tel autre individu des effets si particuliers, Pic de la Mirandole les rejette avec raison et cherche une cause plus immédiate. Il attribue donc le goût dépravé de son ami à une longue habitude, et continue ainsi son histoire : « Lui demandant l'origine d'une passion aussi inouie, il me répondit qu'il la devoit à un enfant : ce début piquant de plus en plus ma curiosité, sur les instances réitérées que je lui fis, pour qu'il m'en développât davantage les causes principales et accessoires, il ajouta qu'il avoit passé ses premières années de collège avec des enfans très-débauchés, parmi lesquels le plaisir de se fouetter étoit très-commun et qui attachoient un certain prix à se rendre réciproquement ce service qui prostituoit leur pudeur. »

(1) Chap. 6 de *Judiciis Nativ.*

Cœlius est du même avis que Pic de la Mirandole, dont il n'a fait que copier l'anecdote, en adoptant son opinion sur les causes de cet étrange déréglement. « Ce qui n'est » pas moins surprenant, ajoute ce dernier, » c'est que cet homme connoissoit toute la » turpitude de cette habitude infâme et bi» zarre, la détestoit sincèrement et la ré» prouvoit avec toute la sévérité d'un juge » inflexible; mais la force de l'habitude l'em» portant sur sa raison, il se livroit à son » invincible penchant, dans l'instant même » qu'il le condamnoit. Cette habitude s'é» toit invétérée et avoit jetté des racines » d'autant plus profondes, qu'elle avoit été » contractée dès l'âge le plus tendre, et s'é» toit considérablement accrue par les charmes » du plaisir qu'il avoit trouvé à se fouetter, » dans le commerce criminel de ses cama» rades. Exemple frappant de l'importance » de l'éducation, qui montre combien elle » est précieuse et combien elle décide de » nos mœurs et de notre condition, pour le » reste de la vie ». J'avoue, lui dis-je, que l'habitude est si puissante qu'elle devient, pour ainsi dire, une seconde nature. Aristote (1) l'a dit, et Ennius après lui l'a répété dans ces termes :

---

(1) *Libr.* de *Memor.* et *reminisc.* c. 3 libr. 7. et c. 10. *Ethic.*

» Un long usage devient coutume; cette » coutume s'accroît par les réflexions, de» vient habitude, et cette habitude, par suc» cession de temps, devient enfin pour les » hommes une seconde nature.

Galien dans son traité de l'habitude, chap. 2 et 3, a démontré avec beaucoup d'élégance, avec quelle force et quelle tyrannie l'habitude maîtrise toutes nos actions, en l'appelant une seconde nature. (1) Peut-être aussi que, dans le fait mentionné dans Cœlius et Pic de la Mirandole, l'habitude a pu, par succession de temps, faire beaucoup à la chose; mais il n'en est pas de même des hommes de Munich et de Lubeck, cités par Brunsfels et moi. Pourquoi, dit Campanella, qui a déjà parlé plus haut, l'ami de Pic de la Mirandole est-il le seul des compagnons de ses premières fredaines, qui en ait conservé le souvenir et la dangereuse habitude, et pourquoi ceux-ci n'ont-ils pas la même ardeur que lui pour la fustigation? Les effets et les vices d'une habitude quelconque sont uniformes et doivent être particuliers à chacun des individus qui l'ont adoptée. Il n'est pas vraisemblable que ceux dont nous avons parlé, se soient ainsi prostitués dès leur première enfance, en cherchant à se faire

(1) Liv. 2, la Tempérance, chap. 4 et liv. 3 *de Simpl.* c. 19.

une foible image des plaisirs qu'ils ne connoissoient pas, par des flagellations réciproques. Je félicite au contraire notre vertueuse Allemagne d'ignorer ces rafinemens honteux de la débauche, ces pollutions, ces attouchemens impurs et scandaleux entre les enfans d'un même sexe ; ou quand, par hasard, quelqu'un s'en est rendu coupable, (si tant est qu'on en puisse citer un exemple) d'en punir sévèrement les auteurs et en effacer l'opprobre au milieu des flammes. Quintilien, dans sa déclamation pour le soldat Marianus dont un tribun avoit voulu faire son Ganymède, s'exprimoit ainsi jadis, en parlant de nos ancêtres : « Les Germains ne connois» sent pas même le nom de ce crime abomi» nable, et l'on vit plus saintement sur les » bords de l'Océan ». (1) Nous en avons parlé plus amplement dans nos commentaires sur le serment d'Hyppocrate, chap. 19.

L'influence des planètes et celle de l'habitude n'étant point capables de donner à la flagellation la vertu d'exciter à l'amour, voyons enfin à lui chercher une autre cause

(1) Vossius pense que les déclamations attribuées ici à Quintilien l'orateur, ne sont ni de lui ni de son grand père, quoique ce dernier en ait laissé 145. Il les attribue au jeune Posthume qui prit, dit-on, le nom de César et d'Auguste dans les Gaules, avec Posthume son père, l'an 260 de J.C.

plus directe et plus naturelle : il faut donc pour cela reprendre les choses de plus haut, et remarquer premièrement que cette flagellation ne se fait que sur le dos ; vérité dont la déposition de la courtisanne de Lubeck et autres ne permettent pas de douter ; les parties génitales de l'homme étant de nature par leur délicatesse et leur extrême sensibilité, à ne pouvoir endurer des coups de verges, et à plus forte raison jusqu'à l'effusion de sang. C'est donc ordinairement sur le dos que se fait cette opération. Les lombes occupent la plus grande partie du dos. Cette partie a pour base cinq vertèbres qui, placées au-dessous de celle de la poitrine, se prolongent et aboutissent à *l'os sacrum*. Elles sont couvertes au-dehors de muscles et d'une peau épaisse et grasse, et au-dedans des muscles qui l'enveloppent et forment sa partie haute, nommés par les grecs *Psoas*, d'un muscle de même nom, et par les latins *pulpa* de *palpare*. Ils soutiennent les reins de droite et de gauche, remplissent par leur étendue, l'espace de quatre vertèbres et se joignent à la veine cave et à la grande artère. De la veine cave et de la grande artère, les reins (1) reçoi-

(1) Le mot de Reins, en Latin Ren, Renes, vient du Grec *Reein*, qui signifie *couleur*, parce que c'est des reins que l'urine coule. Ils sont deux, et ressemblent à ces légumes appellés phaséoles. Leur

vent les grands vases, qu'on nomme émulgens, spermatiques ou lombaires. Il y en a un de chaque côté. Viennent ensuite la veine et l'artère dont les ramifications s'étendent sur toute la substance de ces vases. A droite de la veine cave et sous l'émulgente, la veine droite séminaire prend naissance, et l'artère séminaire qui, partant de la grande artère, descend dans le testicule droit. A gauche, l'artère séminaire descendant du tronc de la grande artère, et la veine séminaire de la veine gauche émulgente, se rendent dans le testicule gauche. Ces parties sont composées d'une infinité de nerfs qui prennent leur source dans la moëlle de l'épine, et par lesquels les sucs contenus dans les vertèbres sont filtrés dans les reins dont ils pénètrent non-seulement l'enveloppe, mais encore la substance. De la cavité des reins, les canaux urétères se prolongent jusques à la vessie à laquelle ils sont attachés. Toutes ces parties ayant la même tâche à remplir dans l'acte de la

---

substance est rouge et dure, couverte d'une membrane déliée et d'une autre grasse, qui est un replis du péritoine. Leur longueur est de 4 ou 5 travers de doigt, leur largeur presque de trois et leur épaisseur de deux. Les Grecs nomment encore les reins OURETERES, c'est-à-dire, canaux urétères, parce qu'ils y sont contenus, comme il est dit plus bas.

génération, on les a designées sous la dénomination de *lombes*, et c'est le sentiment de Marsilio Cagnati, (K) livre 4, chapitre 7 de ses diverses leçons. Les auteurs ont fait d'assez exactes recherches sur les fonctions assignées a chacune de ces parties; savoir: les os, les muscles, les reins et les vases, et tous sont d'accord. Cagnati (1) dit qu'elles concourent, chacune selon son emploi, à élaborer la semence et perfectionner l'ouvrage de la génération, suivant les loix immuables de la nature. Jérôme *Montuus* (2) et André Tiraqueau, le plus célèbre de vos jurisconsultes, livre 15, de son traité *de la Loi des mariages*, art. 40, 41 et 42, sont du même avis, après l'examen le plus scrupuleux de cet objet. Consultez l'écriture sainte, toute l'antiquité, les auteurs sacrés et profanes, tous n'ont qu'une voix sur la destination des lombes, des reins et des flancs. Plusieurs passages de l'écriture sainte nous prouvent que les lombes sont les instrumens de la génération. On lit dans la Génèse, chap. 35, verset XI: « des rois sortiront de vos lombes. » Dans l'épitre de St. Paul aux Hébreux, chap. 7, vers. 5: « *vous êtes les enfans d'Abraham et sortis de ses* lombes. »

---

(1) Lib. 2. *de anim.* texte. 35.

(2) *Pract. part.* I. lib. IV, chap. dernier.

et verset 10 : « Levi sortit du même endroit. »

Basile le grand, dans son commentaire sur Esaïe, chap. XVI, dit que dans plusieurs passages de l'écriture, l'expression de lombes est employée pour désigner les membres servans à la génération.

Origène, (L) Homelie 1, commentant le verset 109, pseaume 37 : « mes lombes sont remplis d'illusion, » l'explique ainsi : les lombes étant les réservoirs de la semence, le psalmiste indique la nature du péché, en se servant du nom de la partie qui sert à le commettre. L'expression de ceindre ses reins étoit passée en proverbe chez les Hébreux, pour signifier la continence et l'éloignement des voluptés charnelles. Jehovah, livre de Job (1) dit en y faisant allusion. « Ceins tes reins comme un homme courageux ; » c'est-à-dire, reprime la luxure en homme courageux. Isidore (M) livre XI, chap. I de ses ORIGINES, dit qu'il faut l'interprêter ainsi : que le moyen de résister et le préservatif contre la luxure doit être appliqué aux parties dont la rébellion et la complexion brûlante nous portent à ce crime. Voyez Suidas, au mot PSOA.

Saint Jérôme dans son commentaire sur Nahum, chap. II, v. 1, parle ainsi : « Re-

---

(1) Chap. 39. v. III. et c. XL. v. 11.

garde ton chemin, affermis tes lombes et arme-toi de courage. »

Saint Matheu, chap. 3, vers. 4, dit en parlant de St.-Jean Baptiste : « Il portoit une ceinture de peau autour des reins. » St.-Grégoire de Nazianze, discours 42, et Nicétas dans ses commentaires, sur *idem*, nous disent la même chose. C'est aussi dans le même sens qu'il faut interprêter Esaïe (1), Jérémie (2), St. Paul (3) et Salomon qui dit en parlant de la femme forte et chaste : « *elle a ceint ses lombes de courage* » (4) St-Pierre (5) dit « *ceindre les reins de son âme* », ce que Montuus déjà cité traduit par « *écarter de son âme toute pensée impure et lascive* ». Si je ne me trompe, les Romains ont fait allusion à ces allégories, lorsqu'ils ont dit, *être ceint*, *porter la ceinture*, pour désigner la sagesse, la modestie et la pureté virginale, et *délier* sa ceinture, pour être au contraire, l'emblême de la dissolution des mœurs, comme je l'ai plus amplement décrit dans la vie de Mœcènes. On observe encore aujourd'hui dans les Gaules l'usage de ceindre d'un ruban, cordon ou écharpe de soie, ceux à qui l'on décerne

(1) C. 32 v. 11.
(2) Chap. I, vers. 17.
(3) Epitr. aux Ephésiens, c. IV v. 14.
(4) Prov. ult. vers. 17.
(5) Epit. I. chap. I. vers. XIII.

le

le triomphe littéraire, et qu'ils portent comme un monument glorieux des talens qui les distinguent du vulgaire. Ce qui, selon François Ranchin, (1) dénote sur-tout dans les médecins, la nécessité d'être chaste. La ceinture annonce la contraction des reins, leur inaction, et partant la sagesse qui reprime la rébellion et l'effervescence des lombes qui nous portent à la débauche. C'est ce qui a fait croire aux anciens que Diane, déesse de la chasteté, portoit toujours une ceinture. La délier étoit chez eux le premier effet du mariage, et annonçoit la désertion de la fleur virginale, (2 et cette commission étoit donnée à l'époux. Aë-

(1) *Commentaires sur le serment d'Hyppocrate.*

(2) Horace nomme les Grâces *decentes, pudicas*, lorsqu'elles ont leur ceinture, et *solutis zonis*, quand il veut qu'elles président à ses orgies et aux mystères de la voluptueuse déesse d'Amathonte. Voyez l'ode XXX. liv. I. *O Venus, regina Gnidi Paphique*, etc.

La ceinture ayant de tout temps été l'emblême de la virginité, une femme ne doit plus la porter. Nos élégantes et nos impures nous en imposent donc bien effrontément, en ceignant leurs tailles, même à 40 ans, d'un large ruban bleu, noir, aurore ou coquelicot. C'est ainsi que la manie des modes nous fait perdre de vue, lors même qu'elle conserve celles que nous avons reçues des anciens, leur sagesse qui cachoit toujours des maximes de

tius (N) dit (1) que les plaisirs du mariage sont funestes à ceux qui ont les reins ou les lombes foibles, et nommés pour cela *Elumbes*, c'est-à-dire, *éreinté*, *érené*. Eustathe a fait passer ce mot en proverbe, en disant *efflanqué comme un âne de Mysie*. Elumbis, *qui se se erigere non potest*. En italien, *dilumbato*; en espagnol, *flaco*; en anglais, *he that hath feble loynes*. Hadrianus Junius, cent. 6. ad. 48. donne le nom d'âne de Mysie aux éreintés; ce qui a fait dire à Pétrone que les personnes ruinées par leurs fréquens sacrifices à Vénus, ont les reins lâches, c'est-à-dire, *sans ceinture*. « Encolpe, dit-il, avoit publié par-tout qu'il avoit la goutte et les reins de la plus grande foiblesse. » Catulle, épigramme XVI, parle de ceux qui ne peuvent donner un mouvement souple et facile à leurs lombes endurcis. Et Martial, au contraire, livre 5, épigramme 79, dit : « donner à ses lombes souples et lascifs un tremblement voluptueux. »

L'auteur anonyme de l'épigramme XVIII du *Priapeia*, s'exprime ainsi :

« Quand la courtisanne Teléthuse agitera-

morale et des emblêmes de vertu dans tout ce qu'ils adoptoient, pour tous les détails qui ont rapport à la vie et au vêtement.

(1) Disc. 3, chap. 100, de son *Tetrabiblos*.

» t-elle voluptueusement sur toi ses reins » souples et lubriques ?

Le mot *fluctuare* peint le mouvement d'oscillation et la manière de s'agiter et de se soulever de bas en haut, comme les flots, en grec, *ricnoustai*, en latin *crissare*. (1) C'est de-là qu'on a donné le nom de *ricnoma* à une sorte de danse grecque fort lascive. (2) Telle est de nos jours celle que nous appellons *la bergamasque*, qui ne se danse que sur les théâtres, ou par des personnes masquées. Juvenal paroît y faire allusion, lorsqu'il parle, satyre 2, des jeunes Romaines, dont on applaudissoit l'adresse à se laisser doucement aller à terre, en agitant leurs fesses avec un tremblement voluptueux.

Arnobe, livre 2. « Une troupe lubrique formoit des danses dissolues, sautoit en désordre et chantoit, tournoit en dansant et à certaine mesure, soulevant les cuisses et les reins, donnoit à leurs fesses et à leurs lombes un mouvement de rotation qui auroit embrâsé le spectateur le plus froid. (3) Voyez

---

(1) *Indecenter flecti, curvari*, s'agiter, se plier, se courber d'une manière indécente et lubrique.

(2) Les O-Taïtiens ont une danse semblable, et les Espagnols ont le *fendango*. Voyez le voyage en Espagne par le marquis de Langle, tom. I, page 145.

(3) *Nous valons bien les Romains pour la débauche. Nous avions, il y a cent ans, les danses de caractère*,

dans les lettres grecques celle qui est intitulée, *Megara à Bacchides* sur la Thryallide.

Perse fait allusion à cette danse, lorsqu'il dit des vers licencieux qui remplissent l'esprit de l'auditeur des idées les plus voluptueuses :

« Qu'il fait beau voir là nos grands de » Rome s'agiter de lascive manière, et murmurer d'une voix tremblante, lorsque ces » vers libidineux pénètrent jusqu'au siège des » plaisirs (les lombes), et qu'une molle pro» nonciation chatouille leurs sens ! »

Juvenal, satyre 6, vers 314, dit, en parlant des flûtes des prêtresses de la bonne déesse :

« On sait à présent ce qui se passe aux » mystères de la bonne déesse, quand la » flûte agite ces ménades, et fait tremblotter » voluptueusement leurs reins ; lorsqu'égale» ment ivres de sons et de vin, elles lais» sent voler leurs cheveux en tourbillons, » et invoquent Priape à grands cris. »

Isidore prétend que le mot lombes, *Lumbus*, vient de *libido*, *désir*, parce que c'est dans les lombes que réside chez les hommes

---

la fricassée, et les rondes de société. Nous avions les danses lascives que les princes du sang et la reine faisoient exécuter à Brunoy, à Trianon et à Compiègne, par les acteurs et actrices qui jouoient le théâtre gaillard, *pour ranimer leurs majestés épuisées.*

la cause de leurs désirs et l'aiguillon de la volupté.

Nicolas Perrot, dans son ouvrage intitulé *Cornucopia* (O) leur donne la même étymologie. Il fait dériver *lumbi* de *lubendo*, en intercalant une lettre, comme on le pratique assez ordinairement : ainsi de *cubo* on fait *cumbo* ; *de pago*, *pango* ; de *frago*, *frango*, etc. (Voyez le savant Matth. Martinius, dans son *lexion etymologicum*.

Les lombes et les reins qui en forment la plus grande partie ont tous deux les mêmes fonctions, pour peu que vous fassiez attention à leur conformation. On voit dans le livre des rois, ch. 7. v. 12, qu'ils servent à la génération. « Le fils qui est sorti de tes » reins. »

Tertullien (P) dans son traité de *la résurrection de la chair*, nomme les reins les réservoirs de la semence.

Le prêtre Hésychius (ou autrement dit par corruption, Isicius) dans ses commentaires sur le *lévitique*, *liv. I*, dit que les reins sont les dispensateurs de la liqueur séminale dans le coït ; et plus loin : c'est dans les reins que se forment et se conservent les fluides destinés à la génération.

St.-Augustin, pseaume 7. v. 2, dit que par les reins, on entend les plaisirs de l'amour.

St.-Jérôme commentant Nahum, dit que tout ce qui a rapport au coït émane du ministère des reins, et répète à peu-près la même chose dans son commentaire sur Ezéchiel, chap. 16.

On lit dans Jérémie (1) et dans l'apocalypse (2), sondant les reins et les cœurs : ce que Nicolas de Lyre (Q) explique par, examinant et punissant nos concupiscences et nos mauvaises pensées ; l'écriture sainte désignant par le *cœur*, nos pensées, et par les *reins*, les mouvemens de la chair. C'est par cette raison que David (3) prie le seigneur de brûler ses reins et son cœur, expressions adoptées par l'église dans ce passage d'un hymne :

« Brûlez nos reins et nos cœurs, ô mon dieu, du feu de l'esprit saint, afin que nous vous servions purs et chastes de corps et de cœur, et que nous nous rendions dignes de votre amour par l'innocence de notre vie. »

On voit dans l'exode XII, v. 2, qu'il étoit prescrit aux Israëlites qui mangeoient l'agneau pascal, de ceindre leurs reins, et tous les théologiens s'accordent à entendre par-là qu'ils devoient se garder de toute action et pensée charnelle.

Ausonne, épigramme 13, dit, se servir de

---

(1) Chap. 17, vers. 10.

(2) Chap. 2, vers. 20.

(3) Ps. 26, vers. 2.

ses reins, pour *se livrer à la volupté* « *Sers toi de tes reins.* » On dit chez nous, en badinant, que ceux qui sacrifient à la déesse de Cythère, *purgent leurs reins.*

Hyppocrate, dans son traité des maladies internes, Aristote dans ses problêmes (1), Galien (2) Aëtius (3), dans son *Tetrabiblos*, Avicenne (4), (R) et quantité d'autres médecins, nous apprennent que les jouissances trop fréquentes ruinent les reins; ce qui a fait dire à Fulgence (S) dans sa mythologie (5) que les reins sont consacrés à Vénus. Fulgence, liv. 5 de sa mythologie, dit dans la fable de Thétis et Pelée, d'après la physiologie de Démocrite, que les payens avoient consacré chaque partie de notre corps à une divinité particulière: la tête à Jupiter, les bras à Junon, les yeux à Minerve, la poitrine à Neptune, la ceinture à Mars, les reins à Vénus, et les pieds à Mercure (6).

---

(1) Section IV, probl. 2.

(2) Lib. VI, comment. VI.

(3) Disc. 3, c. VIII. lib. I.

(4) Liv. III, fen. XII. trait. II. c. XI.

(5) Liv. III.

(6) *C'est ainsi que les anciens mettoient la morale à la portée de tout le monde, par des emblêmes ingénieux, et sous le manteau du culte religieux.*

Varron, celui des Romains qui avoit le plus d'érudition, au jugement de Quintilien, (1) si vous voulez remonter à la source pour trouver la véritable étymologie du mot, fait dériver *Renes* du grec *Upo tou rein*, c'est-à-dire, ruisseaux d'où coule l'humeur obscène, nom qu'il donne au fluide séminal, ne vous y trompez pas, si nous devons en croire Isidore (2) et Lactance. (3) Il ne faut donc pas entendre par humeur obscène, cette sérosité saline contenue dans la vessie, ainsi que plusieurs l'ont cru. Isidore expliquant Varron, dit que les veines et la moële de l'épine, filtrent dans les reins une liqueur claire et subtile qui, détachée et provoquée par la chaleur que communique l'acte vénérien, descend des reins dans les testicules, et personne ne peut, avec un peu de bon sens, imaginer qu'il s'agisse ici de l'urine.

Les Hébreux, par le mot *reins*, désignant la concupiscence, emploient deux mots qui signifient en français *desirer ardemment*. Les reins étant situes dans les lombes, vers les parties latérales de la région supérieure du bas-ventre, on les a crus nécessaires à la génération.

---

(1) Institut. orator. lib. 10, cap. I.
(2) Orig. lib. 10. chap. I.
(3) Ouv. de dieu, chap. 14.

Dans Ovide, livre I des amours, Elégie XII, la plus chaste des femmes, ou du moins qui passoit pour telle, voulant éprouver la vigueur de ses prétendans, leur montre un arc et leur ordonne d'essayer de le bander.

« Pénélope éprouvoit la force de ses amans » en les défiant de bander un arc de corne, » afin de voir celui d'entr'eux qui avoit les » reins les plus forts. »

Pénélope le dit elle-même, dans l'épigramme 69 du *Priapeia*, où le poëte la fait parler ainsi à ses galans assemblés.

« Personne ne bandoit mieux que mon » cher Ulysse, l'arc que je vous présente, » soit l'effet de la force des reins (*laterum*) » ou de l'adresse. Puisque je l'ai perdu, » essayez de le bander, et celui que je trou- » verai vraiment homme, mâle et vigoureux, » et digne de le remplacer, sera mon époux: » Martial, liv. VII, épig. 57, dit, *essayer ses reins*, pour éprouver ses forces aux combats de Vénus.

Ovide, liv. II, élégie 10 *des amours*, dit: donner de la force aux reins *pour* exciter à la volupté.

« La volupté donnera à mes reins tout » ce qui peut ranimer mes forces. »

Apulée, livre VIII, appelle *industrie*, *sou-*

plesse des reins, l'avantage précieux d'une vigoureuse construction pour la lutte amoureuse. Parlant des débauches des prêtres de la déesse Syrienne, « Ils amènent, dit-il, souper avec eux, un paysan d'une taille et d'une force de reins extraordinaires. »

Juvenal et Ovide disent : *ménager ses reins*, *s'abstenir des plaisirs de l'amour*. Le premier, sat. VI, dit en parlant d'un Catamite : (1)

« Que ne laisses-tu dormir auprès de toi, » cet enfant soumis, paisible et désintéressé, » cet enfant qui jamais ne te reproche d'avoir » ménagé tes flancs, et de ne le pas caresser » autant qu'il le désireroit. »

Et le second, livre II, de l'art d'aimer.

« Ne ménagez pas vos flancs, c'est d'eux » que dépendent la fidélité de votre maîtresse, » la paix et le bonheur de vos amours. »

Martial, livre XI, épigramme 105, emploie l'expression de rompre ses reins, pour fournir trop souvent la carrière amoureuse.

---

(1) Les anciens nommoient *Catamiti*, *Ganymedes*, *Concubini*, ces jeunes garçons qui tiroient un grand profit de la prostitution de leurs corps. Pétronne leur a fait donner le nom de *Gitons*, et depuis, les favoris de nos rois furent appelés *Mignons*, de *mi*, qui signifie *mon*, et de *nino*, mot Espagnol qui veut dire *petit enfant et caressé*. (Ménage et Furetière.)

« Et tu prolonges jusqu'au grand jour les » transports libidieux qui épuisent et rompent » tes reins. »

Et plus loin, livre XII, épig. 99.

« Bassus, tu te romps les reins, mais avec » des jeunes gens bien fournis de poils. »

Tibulle ou quelqu'autre auteur, dans ses Iambes à Priape, s'exprime ainsi :

« Dans mes vaisseaux enflés la liqueur prolifique
» Trop long-temps ménagée, irrite mes transports ;
» Et rien ne peut calmer ma fureur érotique
» Que la tendre Vénus, secondant mes efforts,
» Sur le sein d'une belle amoureuse et lubrique,
» N'ait, en brisant mes reins, dégagé leurs ressorts.

Pétronne, dans sa satyre, dit, *arracher les flancs*. (Je craignois que Giton ne m'arrachât les flancs.)

Il donne en plusieurs endroits, aux flancs de ceux qui se sont ruiné le tempéramment, les épithètes de *fatigués*, *invalides*, *épuisés*, *desséchés* et *morts*.

Ovide, livre III, des amours, Elégie X, dit :

« J'ai vu sortir de chez vous, votre adul- » tère épuisé, traînant à peine ses flancs des- » séchés et sans vie. »

Catulle, Epigramme 7.

« Pourquoi ne nous montres-tu pas tes » flancs épuisés. »

Priape, s'exprime ainsi, épigramme 25 du *Priapeia*, déjà cité :

« Vous voyez comme je suis arrangé et » dans quel état déplorable la bébauche m'a » conduit. Je suis absolument ruiné, pâle et » décharné. Mes flancs sont entièrement épui» sés, une toux affreuse m'arrache la poi» trine et je crains de cracher ma vie avec » cette salive dangereuse. »

Suétone, dans la vie de Caligula, chap. 37, dit que Catulle, jeune homme de maison consulaire, reprocha à ce monstre de lubricité « d'avoir assouvi sur lui sa brutale » passion et de lui avoir épuisé les reins » par ses criminels embrassemens. »

Dans Apulée, livre VIII. Le jeune homme qui servoit aux plaisirs infâmes de la déesse Syrienne, dit à l'âne qui venoit le remplacer dans cette fonction :

« Puisses-tu vivre long-temps, plaire à tes » nouveaux maîtres, et me donner le temps » de réparer mes forces et *mes reins* qu'ils » ont épuisés.

Tous les passages que j'ai déjà cités rendent la chose aussi claire que les rayons du soleil dans un beau jour d'été, pour me servir ici des expressions de Plaute.

Nous ne pouvons donc regarder comme nouvelle

velle et suspecte, une opinion adoptée et confirmée par le suffrage unanime de toute l'antiquité et le témoignage des saintes écritures, que les lombes, les parties voisines, et les reins sont les instrumens de la génération. Or une chose généralement reconnue et avouée des savans, comme disent vos jurisconsultes, mon cher Cassius, ne peut être absolument fausse. Il n'y a de probable, dit Aristote, liv. 1 de ses topiques, chap. 1, texte 7, que ce qui paroît tel à tout le monde ou au plus grand nombre, et sur-tout à ceux dont on connoît la prudence et le génie, et qui se sont illustrés par les profondes connoissances. Il est donc important d'en chercher la raison avec la plus scrupuleuse attention, et d'établir, quand nous l'aurons trouvée, comment les coups de verges appliqués sur le dos ou sur les lombes, subtilisent, embrâsent les esprits et nous rendent habiles à savourer les délices de la jouissance. (1)

(1) Nous ne pouvons mieux faire pour appuyer les observations faites jusqu'ici par Meibomius, sur l'utilité de la flagellation, que de citer M. l'abbé Chappe d'Auteroche, de l'académie des sciences. Ce savant abbé mourut en Californie, quelques jours après son observation du passage de Vénus sur le soleil, en 1760. Il avoit accompagné dans

Marsilius Cagnatus et Montuus attribuent tout aux lombes, puisqu'ils sont composés des parties ci-devant détaillées, c'est-à-dire, des vertèbres, des muscles, des reins, des veines, des artères et des nerfs, en donnant néanmoins le premier rang aux veines et aux artères spermatiques qui fournissent la matière de la semence, contiennent le fluide qui commence à blanchir et à s'épaissir, est déjà sperme, ou va le devenir, et de-là le transmettent dans les testicules. Ce fluide étant trop abondant dans les veines et les artères,

---

cette importante mission, MM. de la Condamine, l'abbé de la Caille, Joseph de Jussieu, Godin des Odonnais, Couplet, Lemonnier, Bougues, Verguin, Morainville, Clairaut et le Camus. Il remarque dans son voyage en Sibérie, fait par ordre du Roi en 1761, tome 1, page 339, que les coups de verges que l'on donne dans les bains de vapeurs, en Russie, donnent de l'activité aux fluides et du ressort aux organes. *La flagellation*, dit-il, *anime les passions*; et nous devons en croire cet estimable littérateur, qui voyageant en philosophe, ami de l'humanité, s'est attaché à observer tout ce qui peut influer sur la population.

Le lecteur qui désireroit de plus grands détails sur cette matière, peut consulter l'excellent ouvrage de l'abbé Boileau, qui a pour titre : Histoire des flagellans, où l'on fait voir le bon et le mauvais usage des flagellations, etc. *Amsterdam* 1701, *in*-12.

s'y trouvant gêné, et cherchant à se répandre au-dehors, excite des picotemens agréables, le prurit vénérien, des irritations, le besoin de s'en décharger et des pollutions nocturnes, sur-tout chez les personnes qui se couchant sur le dos, communiquent trop de chaleur aux parties génitales. Barth. Montagnana, (1) le philosophe Nemesius, [T] (2) Joh. Matthæus, (3) Garyopontus, médecin latin moderne, (4) et Sennert, [U] notre professeur et notre ami, homme respectable, lorsqu'il vivoit, (5) Pierre Lauremberg, *in procestriis annotat. anat. lib. I. cap. IV*, et enfin Gaspard Hoffmann, disent tous la même chose, quoiqu'ils ne s'expliquent pas de la même manière.

B. Montagnana, dit en examinant un passage d'Avicenne, (6) qu'il faut remarquer pourquoi ce médecin attribue l'impuissance à la foiblesse des reins; et après avoir dit que la matière séminale acquéroit le der-

---

(1) Consil. med. 37.

(2) De la nature de l'homme, chap. 27.

(3) *Quæst. medic.* 90.

(4) *Pract.* lib. 3. cap. 34.

(5) *Pract.* lib. 3. c. 1. sect. 1. part. VII.

(6) Lib. XIX. *Fen.* 3. c. *de renibus et ren. calc.*

nier degré de perfection, en raison du degré de chaleur et de force répandues dans les testicules, il ajoute qu'elle doit nécessairement être préparée dans les régions supérieures, dans les parties où la digestion se fait le plus promptement, comme dans le foie et les reins, et par conséquent ou plus éloignée ou plus rapprochée, suivant la constitution de chaque individu. Il conclut enfin qu'il est impossible que la véritable semence se forme et acquierre toutes les qualités requises, si les parties où elle doit s'élaborer, c'est-à-dire le foie et les reins, sont vicieuses, mal organisées et n'ont pas entr'elles un ordre et une connexion uniformes.

Némésius croit que les reins n'épanchent dans les testicules qu'une sérosité saline qui n'excite seulement dans ces parties que le prurit et la chaleur du désir, et remplissent ainsi leur ministère dans l'acte de la génération. « Les reins, dit-il, servent à épurer le sang, et ne sont dans le coït qu'une cause irritante et secondaire. » Les veines qui se rendent dans les *didîmes*, puisent dans les reins un acide qui irrite le désir, de même que les humeurs âcres qui se glissent entre cuir et chair, y causent des démangeaisons. L'enveloppe de ces corps glanduleux étant plus tendre et plus délicate que la peau du reste du corps, cet acide irrite et aiguillonne plus vivement les organes de la volupté, et c'est cette âcreté mordicante qui procure les pensées lascives, provoque la fureur amoureuse et opère l'éjaculation de la semence. Voilà mot pour mot ce que dit Isidore ci-dessus cité, et Joh. Matthæus ne diffère de lui, qu'en ce qu'il attribue plus de faculté au rein gauche qu'au droit : « la veine gauche » séminaire, dit-il, étant placée avec l'é- » mulgente, près du rein gauche, fournit » un sang mêlé d'une substance aqueuse et » salée, qui occasionne le prurit et sert de » stimulant à la jouissance ». Laurenberg donne aux reins l'emploi de la génération, et ne s'explique pas autrement que Garyopontus.

Il définit les reins un tissu de muscles et de nerfs étroitement liés aux corps caverneux qui contiennent la liqueur séminale. Il leur attribue l'opération de la spermatose, et croit que c'est en eux que le fluide régénérateur est contenu et élaboré. C'est aussi l'opinion de Sennert, quoiqu'il en donne une toute autre raison, en s'expliquant plus clairement et d'une manière qui approche plus de la vérité anatomique, que celle de Garyopontus, qui ne paroît pas la connoître beaucoup. Sennert dont l'exemple est suivi par Hoffmann, prétend que les reins ne servent pas seulement à communiquer une irritation voluptueuse aux parties de la génération, mais encore à perfectionner le fluide séminal et à le transmettre. Il infère de-là, premièrement, que les reins ont un parenchyme particulier, qui ne diffère pas beaucoup de la subtance du cœur et du foie, et c'est aussi le sentiment d'Arétée. (1)

On ne peut refuser à ce parenchyme particulier la faculté que lui donne Galien (2) d'élaborer le sang : faculté qui lui est commune avec le parenchyme de tous les autres vaisseaux. Kariesatos et Jean Beverovicius, chap. 2 de son livre sur la pierre de la vessie, l'ont démontré d'une maniere évidente. La veine émulgente étant la plus considérable de celles qui prennent naissance dans la veine cave, et voiturant dans les reins plus de sang qu'il n'en faut pour les alimenter, et l'artère étant aussi trop grande pour filtrer et dépurer les sérosités, il est vraisemblable que la nature qui ne fait rien sans dessein, n'a donné tant de capacité à ces vases, que pour les faire concourir à ses vues, dans une opération particulière. Il conclut donc que cette opération n'a d'autre but que de porter dans les reins le sang des artères, qui se

(1) Lib. 2. c. III. *de morbis diut.*

(2) Lib 6. *de decret. Hippocr. et Plat.*

mêlant ensuite, dans leur substance, avec le sang des veines, et y changeant de nature, forme la base de la composition de la semence qui descend ensuite dans les testicules. Ce qui confirme l'opinion de Sennert, c'est que des diverses conformations des reins et des vases dans lesquels la nature se plaît à créer des bizarreries, pour s'amuser, il résulte qu'il y a des hommes plus amoureux les uns que les autres, et d'une complexion beaucoup plus vigoureuse. Salomon Albert et Jean Riolan (1) nous en offrent des exemples. Tous deux faisant la dissection d'un criminel, disent lui avoir trouvé trois émulgentes et les veines spermatiques dans chaque côté, qui sortoient des émulgentes. Sal. Albert infère delà que cette prodigieuse abondance de vaisseaux et de semence devoit nécessairement opérer chez cet homme l'insatiable salacité et les desirs sans cesse renaissans dont il se plaignoit encore quelques instans même avant son supplice. Riolan écrit que le sien fut pendu pour trigamie, parce que son trop plein d'existence et de force l'avoit contraint à épouser trois femmes à la fois. (2)

(1) Antrop. liv. 2. chap. 27.

(2) Tel étoit de nos jours Mirabeau l'aîné, député à l'assemblée constituante. (*Note de l'éditeur.*)

Philippe Salmuth ayant fait la dissection de deux hommes morts du mal vénérien, trouva que les reins du dernier étoient trois et même quatre fois plus grands que ceux des hommes ordinaires. Sennert demande ensuite, dans le cas où cette opinion seroit rejettée, d'où proviennent les sels volatils qui affectent l'odorat à l'approche de plusieurs animaux non-châtrés, qui s'exhalent de toutes les parties de leur corps, mais dont la perception est beaucoup plus sensible dans les reins et sur-tout des adultes, ce qui ne se rencontre pas dans les individus de l'âge le plus tendre, ou qui n'ont pas encore été accouplés. Il ajoute encore, d'après Oiribase (1), que la surabondance de liqueur séminale trop long-temps retenue dans les vaisseaux nuit aux reins; que les médecins regardent comme la preuve de l'excessive chaleur de ces parties, le penchant au libertinage, les songes lascifs et les pollutions nocturnes qui en sont le résultat. Les physiciens disent de plus que la qualité de la semence dépend de la constitution des reins. De même qu'une érection fréquente marque la chaleur des reins, de même une longue continence et l'éloignement des plaisirs de l'amour désignent leur température glacée.

(1) Lib 6. cap. XXXIX. *collect.*

Alex. Trallien (1) et Arétée (2) nous apprennent que dans la gonorrhée simple, on diminue la force et la quantité du fluide séminal, en appliquant des remèdes qui ont cette vertu, sur les lombes, vers la région des reins.

Pline (3) vient encore à l'appui de Sennert, et dit que des lames de plomb attachées sur les lombes et les reins, tempèrent par leur fraîcheur les transports de la passion amoureuse, et il cite à ce sujet l'exemple de l'orateur *Licinius Calvus* qui se servit avec succès de ce remède pour arrêter un flux involontaire de semence.

Galien (4) rapporte que les athlètes ceignoient pareillement leurs reins de ces lames de plomb, pour empêcher les pollutions nocturnes et amortir les feux de l'amour; il ne trouve pas de meilleur remède au priapisme qu'un emplâtre d'huile rosat épaissi avec de l'eau froide et appliqué sur les lombes.

Cœlius Aurelianus (5), outre les lames de

---

(1) Médecin et philosophe du sixième siècle. Liv 2. chap. 9.

(2) Liv. 2. de *ses Chroniq.* chap. 7.

(3) Liv. 34. chap. 18.

(4) Liv. 5 *de tuendâ valet. c. ult.* lib 6. *de loc. adf.* c. ult. et lib. 14. *méthod. medic.* cap. 7.

(5) Liv. 5. Tard. pass. cap. 5.

de plomb, ordonne des éponges imbibées à froid avec le marre de raisin.

Aëce (1) et Théodore Priscien (2) recommandent non-seulement l'application des lames de plomb sur les lombes et les rafraîchissans, mais encore défendent de se coucher sur le dos, pour ne pas augmenter le mal, par l'extrême chaleur que cette position communique à ces parties.

Oribase [V] (3) et Paul Eginæte (4) sont du même avis. Ce dernier défend même dans la gonorrhée simple, tout médicament qui provoque les urines, comme très-nuisible aux reins qui sont placés dans la région des lombes.

Avicenne (5) l'a prouvé, et cite entr'autres symptômes de l'épuisement et de la défection des reins, le défaut d'érection dans le coït. Il donne pour cause de la foiblesse de ces parties, la trop fréquente émission des molécules organiques, et nous apprend (6) que le seul moyen de leur rendre toute leur vi-

(1) Tetrabiblos I. disc. III. chap. 32 et 37.
(2) Liv. 2 c. XI.
(3) *Syncps.* Lib. 9. c. 39 et 40.
(4) Lib. 3. c. 55 et 56.
(5) Lib. 3. *Fen.* XIX. c. IX.
(6) Cap. XI.

gueur, est l'abstinence des plaisirs qui les en ont privés.

Aaron, médecin célèbre, cité par Rhasès (1) dit aussi qu'il faut attribuer le défaut d'érection, aux foie et aux reins.

Aristote (1) dit, qu'excepté l'homme, aucun des animaux n'est sujet au flux involontaire de la semence, parce qu'ils ne se couchent point sur le dos. On en excepte pourtant les chevaux de course dont les lombes et les reins échauffés par le mouvement que leur communique le cavalier, les rendent plus enclins à l'acte vénérien. Voilà l'origine de la coutume qu'observoient les dames d'Athènes, pendant les Thesmophories (2) d'éviter

---

(1) Liv. 2. de la Continence.

(2) *Problém.* Sect. 10. *Prob.* 19.

(3) Les Thesmophories étoient des sacrifices et des fêtes en l'honneur de Cérès *Thesmophore* ou *Législatrice*, pendant toute la durée desquelles on s'envoyoit par toute la Sicile des gâteaux faits avec du miel et de la graine de Sésame. On donnoit à ces gâteaux la figure des *parties naturelles de la femme*, pour lesquelles les Syracusains avoient tant de vénération et d'amour qu'ils les portoient en cérémonie à ces fêtes célèbres. Les Romains, lorsque leurs mœurs furent dépravées, firent construire des vases dont ils se servoient à leurs repas et auxquels ils donnoient la figure de la partie virile pour

les carresses de leurs époux, et de coucher seules.

Ovide en parle ainsi, livre II de ses métamorphoses, fable IX. « Elles mettoient au » nombre des choses defendues les plaisirs de » l'amour, et les attouchemens des hommes » dont elles se sevroient pendant neuf jours. »

Elles dressoient leurs lits avec les branches et les feuilles de *l'agnus-castus*. (1) Le Vitex

---

laquelle ils avoient tant de passion. Ce qui a fait dire à Juvenal, satire 2 : *Vitreo bibit ille Priapo : Celui-là boit dans un Priape de cristal.*

Le Sésame est une espèce de bled, selon Pline, et de légume, selon Columela, que les apothicaires d'Italie nomment *Gingeoline*. Il ressemble au millet. Son huile est fort estimée et a la vertu de rendre stérile. Pline dit qu'il fut apporté des Indes. Ses feuilles sont rouges et ses fleurs vertes. Sa graine est blanche et renfermée dans de petits boutons, comme celle du pavot et sa racine est blanche pareillement. On n'en sème guère, parce qu'on prétend qu'il rend la terre stérile. Son nom en latin est *Sesamum*.

(1) *L'agnus-Castus*, nommé par les Grecs *chaste*, par les Latins, *Vitex*, est un arbrisseau qui ressemble beaucoup à notre *Saule d'Amérique*. Il croît sur le bord des rivières et des torrens. Ses branches sont noueuses, longues et flexibles, ses feuilles assez ressemblantes à celle de l'olivier, ce qui l'a fait nommer par Mathiole *olivæ agnus*, mais plus molles. Ses fleurs sont purpurines et quelquefois

est

est un arbrisseau dont l'odeur combat les pensées amoureuses et écarte les songes lascifs. C'est pourquoi elles jonchoient leurs couches solitaires, des feuilles de cet arbrisseau, pour altérer la force et la chaleur du fluide séminal, rafraîchir leurs reins et les parties voisines, et émousser les aiguillons de l'amour. Voyez à ce sujet Dioscoride (1), Pline (2), Ælien (3) et Galien. (4)

---

blanches. Son fruit est comme le poivre, chaud et astringent. Il y en a de blanc et de noir.

Arnaud de Villeneuve exagère les propriétés de l'agnus-castus avec une confiance qui étonne dans un homme instruit. Il assure que le moyen le plus sûr de conserver sa chasteté, est de porter habituellement un couteau dont le manche seroit fait avec le bois de cet arbrisseau. Le préjugé des anciens sur ce végétal s'est perpétué jusqu'à nous, et l'on fait encore dans les monastères, usage intérieurement et extérieurement des semences et des feuilles de cet arbrisseau, en se faisant une ceinture de ses branches ou une émulsion de sa semence avec l'eau de nénufar. Voyez ce que rapporte à ce sujet M. de Lignac dans son traité de l'homme et de la femme, considérés physiquement dans l'état du mariage.... Lille 1773. *in*-12. tom. premier, pages 10● et suivantes.

(1) Liv. 1. Chap. CXVI.

(2) Lib. XXIV. cap. IX

(3) De anim. lib. IX. c. XVI.

(4) Lib. VI. de Simp. med. fac. chap. 34.

On emploie aussi pour donner la vigueur nécessaire aux exercices de Vénus, les reins de certains animaux, et principalement du bouc.

Aëce, déjà cité, recommande l'usage de la chair du *scinc-marin* (1), prise de ses reins ou des environs, comme très-propre à opérer l'érection de la verge. Peut-être est-ce une espèce d'analogie et une conformation semblable à ceux de l'homme, qui a fait attribuer aux reins de cet animal la propriété de les aider et de les exciter à

(1) Le *Scinc-marin* est une espèce de petit crocodile terrestre, que sa qualité anti-vénéneuse a fait entrer dans le fameux Mithridate, et sa vertu aphrodisiaque dans l'électuaire *Diasatyrion*. Ce lézard en Egypte et en Arabie, ne se nourrit que de plantes aromatiques. Les paysans d'Egypte portent de ces lézards au Caire, d'où par Alexandrie, on les transporte à Venise et à Marseille, pour les disperser dans toutes les pharmacopées de l'Europe. Les Arabes et les Egyptiens s'en servent pour s'exciter à l'amour. Les Européens le rejettent, parce qu'il rend *maniaque ;* au reste le scinc-marin résiste au vénin, et augmente la semence. Dioscoride recommande la chair qui est autour de ses reins. Galien dit que ce sont les reins mêmes qu'il faut employer. Pline veut que ce soit la dépouille et les pattes. M. Lemery s'est déterminé pour l'usage des reins, qu'il ordonne de réduire en poudre, il en fixe la dose à 72 grains. On ne sauroit enfin être trop en garde contre la violence de ce remède.

remplir le devoir de la génération; de même que l'on ordonne à ceux qui sont inhabiles à s'en acquitter, entr'autres médicamens, les frictions, les emplâtres chauds, non-seulement sur les parties honteuses, mais encore aux reins, les diurétiques violens, comme les cantharides, et le soin de se coucher sur le dos, pour maintenir la région des lombes dans un dégré de chaleur nécessaire pour rappeller les forces languissantes, rendre la semence prolifique, et précipiter sa descente dans les testicules. Rhasès (1) dit que toutes les fois que l'on se frottera les reins avec des médicamens chauds, le membre viril augmentera de grosseur et de fermeté, et l'érection sera complette.

Misish, médecin arabe, dans sa somme de Rhasès, dit aussi que le seul moyen de s'exciter aux plaisirs de l'amour, est de donner beaucoup de chaleur au dos, comme celui de diminuer la fougue d'un tempérament lascif, est, en prenant cette sage précaution en sens inverse, de l'en priver, en se couchant sur des feuilles froides. Nous concluons donc de tout ceci, que les lombes sont les premiers instrumens de la génération, selon leur constitution et l'emploi

(1) Lib. XI, *Contin.* c. V.

que la nature leur a confié; et suivant Cagnati, les veines et les artères y portent la matière et les esprits; que le premier organe des reins esc le parenchyme, (1) où le fluide séminal commence à s'élaborer, à devenir prolifique et recevoir enfin dans les vases séminaires le dégré de perfection qui lui est nécessaire : c'est l'opinion de Sennert et la nôtre. Il ne faut pourtant pas rejetter celle de Némésius, d'Isidore, de Matthæus et de Laurenberg, qui prétendent qu'il se mêle à ce fluide une certaine sérosité saline, une humeur mordicante filtrée des reins dans les testicules, et dont l'effet est de causer le prurit vénérien et l'érection avec de violens desirs de la jouissance. Ce que le grammairien Papias a répété, sur leur autorité, dans son vocabulaire.

Nous avons, je crois, suffisamment prouvé que la flagellation sur le dos ou sur les lombes est du plus grand effet pour rendre la vigueur éteinte par les excès de la volupté, et vous ne devez plus être surpris que ces hommes, que la débauche a mis au rang des bêtes, ces monstres épuisés de luxure, et victimes d'un honteux désordre, ayant cherché dans l'opé-

---

(1) Mot grec qui signifie *engendré par la masse et l'épaisissement d'un suc* Le foie est le premier de tous les parenchymes.

ration douloureuse de la flagellation, un remède à l'épuisement, à la foiblesse de leurs reins, et à la perte totale de leurs forces, sans parler de ceux qui, moins coupables à la vérité, ne doivent ces accidens qu'à un trop violent amour pour une épouse, ou à un physique froid, vicieux et mal organisé. Il est probable que la flagellation donne aux parties relachées et refroidies, une commotion violente, une irritation voluptueuse qui les embrâse et se communique à la sémence, ajoutez à cela que le sentiment aigû de la douleur des parties frappées, subtilise et précipite le sang avec plus d'abondance, attire les esprits, et fournissant aux parties de la génération une chaleur excessive, procure à l'homme libidineux qui cherchoit en vain le plaisir, le moyen de consommer l'acte de la génération, malgré la nature même, et de multiplier ses jouissances criminelles au-delà des bornes qu'elle a assignées à ses forces (1).

Voilà mon avis, mon cher Cassius; mais, direz-vous, cet expédient honteux n'est mis en usage que par les libertins dont vous m'avez parlé, afin que remediant à l'extinction

(1) Rabelais faisant allusion à cette manière de se procurer des forces pour la lutte amoureuse, di

de leurs facultés, fruit de leurs excès de débauche, ils puissent les continuer, et se vautrer de plus belle dans la fange du crime. Je demande donc maintenant si cette fustigation ne devient pas un remède aussi innocent que quantité d'autres employés tous les

---

se frotter le cul au panicaut (†) *vrai moyen d'avoir au cul passion.*

Une femme en mélancolie
Par faute *d'occupation*,
Frottez-moi lui le cul d'ortie,
Elle aura *au cu passion.*

Extrait du Ducatiana.

Nous ne pouvons nous refuser au plaisir d'ajouter encore une preuve aux observations de Meibomius, en faisant part à nos lecteurs d'une anecdote, non-seulement étroitement liée au sujet que nous traitons, mais encore intéressante par la réputation de celui qui en est le héros. Il s'agit d'un chevalier romain, gouverneur d'Egypte, ami d'Auguste et de tous les beaux esprits de son temps; d'un poëte charmant qui a servi de modèle aux *Barth...* aux *Dorat*, aux *Parny*, aux *Chabanon*, enfin de *Cornelius Gallus*, l'ami de *Virgile*, *Horace*, *Tibulle* et *Catulle*, qui, comme ces derniers, a chanté l'amour, au milieu de ses extases, et qui, au rapport de Pline, mourut d'une douce mort, ou plutôt s'endormit

---

(†) *Le* Panicaut *est une espèce de chardon qu'on appelle* à cent têtes, *en latin* eryngium. *Ses feuilles sont bonnes à manger, lorsqu'elles sont tendres et confites dans le sel. Elles sont aromatiques, et deviennent en croissant, épineuses et piquantes.*

jours, et si la conservation de l'espèce ne le rend pas non-seulement excusable, mais même nécessaire, lorsqu'il s'agit d'un homme qui, voulant savourer les voluptés d'une jouissance permise, et se reproduire dans un second lui-même, n'éprouveroit avec une épouse aimable et tendrement aimée, que le désespoir de l'impuissance, et dont tous les efforts seroient vains pour consommer le mariage, par la foiblesse et le défaut de chaleur des parties que nous avons détaillées ci-dessus, et qui seroit précisément le coursier dont parle Virgile, liv 3 de ses géorgiques.

« Quand des ans ou des maux il sentira le poids,
» Des travaux de l'amour dispense sa foiblesse;

---

pour toujours sur le sein de celle qui faisoit le bonheur de sa vie. M. de Lignac nous apprend que ce favori des Grâces ne devoit les transports et les faveurs enivrantes d'une jeune fille passionnée pour lui, qu'au fouet qu'elle recevoit fréquemment d'un père rigoureux qui, croyant la punir par ce châtiment, des fautes que lui faisoit commettre un tempérament trop lascif, ne travailloit au contraire qu'à l'augmenter, et servoit ainsi, sans le savoir, les vues du voluptueux poëte.

Ce trait m'en rappelle un autre dont j'ai été le témoin. Un écolier de rhétorique, et mon condisciple, menacé du fouet par le régent, trouva le moyen de s'y soustraire par cette réponse hardie et indécente. « Vous me rendriez un grand service, » je n'osois vous le demander, mais vous devriez » savoir qu'à mon âge on ne le craint plus. »

» Vénus ainsi que Mars demande la jeunesse.
» Pour son corps dévoré d'un impuissant desir,
» L'hymen est un tourment et non pas un plaisir,
» Vieux athlète, son feu dès l'abord se consume:
» Tel le chaume s'éteint au moment qu'il s'allume.

Trad. de l'abbé de Lille.

De sorte qu'il ne pourroit, je ne dis pas s'acquitter totalement envers sa créancière, mais même payer la moitié de la dette. Pourquoi non, mon cher Cassius ? Je sais que vous n'êtes aucunement dans le cas de recourir à un remède de cette nature, et je suis prêt à l'affirmer par serment et sous peine de privation des plaisirs de l'amour pendant la cinquantaine. Je sais depuis long-temps, comme votre médecin, et je ne me trompe pas, que vous êtes pourvu des plus brillantes qualités pour remplir les devoirs d'époux; les règles infaillibles de mon art, et la connoissance qu'il me donne de votre constitution physique, me permettent et me font même un devoir d'en juger. J'ai d'ailleurs pour garant de la vérité de mes conjectures, un témoin irrécusable et au-dessus de toute exception, qui depuis peu commence à se remuer dans les entrailles de votre douce et tendre moitié, et pour qui j'implore les faveurs de Lucine, au temps marqué pour son élargissement. Pour ce qui est de communiquer à d'autres le remède que je vous indique, s'il en est qui aient besoin du ministère d'un homme qui d'un bras vigoureux leur décharge sur le dos une ample provision de coups de verge, je ne le défends à personne, et ne leur envie pas ce plaisir. Non-seulement ceux qui habitent le temple des Muses, comme on le dit ordinairement des savans, doivent être inaccessibles à la jalousie, mais plus encore les médecins.

L'envie, dit Scribonius Largus, dans une lettre à C. Julius Callistus, *est un crime affreux qui déshonore les hommes, et doit être en horreur à tout l'univers, et principalement aux médecins; car si leur ame n'étoit pas le séjour de l'humanité et de la tendre pitié, qui sont le premier devoir, la base et le but de leur profession, ils devroient être l'objet de la haine et du mépris des dieux et des hommes.*

C'est uniquement pour vous être agréable, ô l'ami de mon cœur, et satisfaire votre curiosité, que je me suis hasardé de traiter ce sujet et de vous dire mon avis, un peu librement à la vérité. Quel que soit son sort, tirez-en le meilleur parti possible, continuez-moi l'amitié dont vous m'honorez, pardonnez à ces plaisanteries innocentes, qui cependant conduisent à des réflexions importantes et sérieuses, et conservez précieusement une santé qui m'est aussi chère que la mienne. Adieu.

OBSERVATIONS

Extraites d'une lettre de Thomas Bartholin à Henri Meibomius.

La traduction que nous avons entreprise du traité de Meibomius, étant principalement destinée aux savans, nous croyons qu'il est fort inutile de leur offrir en entier la lettre de Bartholin au fils de l'auteur; nous nous contenterons d'en extraire toutes les réflexions qui peuvent ajouter à la singularité de l'ouvrage, et nous renverrons nos lecteurs à l'édition latine, où cette lettre a été insérée toute entière avec la réponse de Meibomius.

Bartholin, après une énumération des ouvrages et un magnifique éloge des talens de Meibomius, dit que Paulin, son imprimeur, l'ayant prié d'ajouter quelques observations, le desir d'être utile au public et de faire cause commune avec ses amis Meibomius et Cassius, l'a engagé à rassembler quelques cordes et quelques brins (ce sont ses termes) pour augmenter les verges.

Très-peu de personnes, dit-il, aiment la flagellation : les anodins étant en général plus du goût des malades que les caustiques; mais telle est la condition humaine, qu'on ne peut pas toujours employer les topiques bénins.

La flagellation est propre sur-tout à guérir ceux qui feignent d'être malades ; elle est utile dans l'épilepsie ; on l'employa souvent avec succès pour rendre l'activité aux esclaves qui se disoient malades pour ne point travailler. Il paroît qu'elle est propre aussi pour guérir les maladies de l'ame, comme celles du corps, puisqu'on a vu dans l'Italie une secte de flagellans qui s'assembloient pendant le carême pour expier leurs fautes par une copieuse discipline. Claudion, liv. 1, sur Eutrope, dit que cette coutume se pratiquoit aussi dans les fêtes de Cybèle.

Les Syriens avoient des mercenaires qui pour une certaine rétribution, se chargeoient d'expier les fautes des autres, en se flagellant eux-mêmes, suivant le plus ou moins de bénéfice.

On voit que Circé employoit une verge pour changer les compagnons d'Ulysse en pourceaux ; on peut conclure de-là que les mêmes verges qui rendent aux uns le bon sens, peuvent l'ôter aux autres.

J'ai vu à Padoue des religieux employer la flagellation pour chasser le diable des corps qui en étoient possédés, possession qui, suivant les médecins, n'étoit autre chose qu'une épilepsie que l'on guérit aisément par la chaleur que communique la flagellation St.-Marc, tourmenté par l'esprit malin, le mettoit à la raison à coups de poing. Haymond, évêque d'Halberstad, dit que les soufflets sont plus efficaces pour guérir les tentations du diable, que pour dissiper les douleurs de tête.

Les Romains faisoient fouetter les esclaves qui avoient encouru le châtiment, comme ledit P. Brisson, liv 3, des antiquités du droit civil, chap. 9.

La crainte de la douleur nous contient dans les bornes de la raison; j'ai connu un homme de bonnes mœurs, mais sujet à de fréquens mouvemens de colère, que l'on rendoit plus doux qu'un agneau, en lui administrant une ample flagellation, quand les menaces n'avoient pu calmer sa fureur.

Cœlius Aurelianus dit que la plante nommée Férule a la vertu de rendre l'équilibre des humeurs aux parties irritées; et Dioscoride, liv. 5, chap. 19, dit que l'eau de la mer produit le même effet, étant par sa nature chaude et aride comme toutes les choses salées.

Un marchand d'esclaves parvint à rendre en bien peu de temps le plus brillant embonpoint, à un enfant exténué par la faim, et cela, par le moyen d'une flagellation modérée qu'il lui donnoit tous les deux jours.

Si le moyen de Cœlius paroît trop violent, on veut employer celui que propose Ægi-nete, liv. 4, chap. 12, qui est d'appliquer sur le le corps du malade, la peau d'un agneau fraîchement dépouillé, et le battre ensuite de verges. —— Les Syriens voluptueux avoient recours à ce moyen. Beroalde dit que la peau du blaireau est excellente pour guérir les plaies qui sont les suites de la flagellation et de la morsure des chiens. Quelques cruels que paroissent les arrêts de la médecine, il faut se souvenir, non de la douleur momentanée qu'ils procurent, mais de la guérison qu'ils doivent opérer, et ne jamais les commenter, ni les approfondir.

Les barbiers de Rome avoient mis des fouets à leurs portes, entre autres instrumens qui composoient leurs enseignes, comme nous le prouve Martial. liv. 2, ch. 17. Ces fouets étoient faits de cordes de laine, et pour les rendre plus déchirans, on les hérissoit de nœuds et d'osselets de mouton, au rapport d'Apulée. Catulle, épig. 25 à Thallus menace de le punir de cette manière.

Sénèque, épitre 90, dit que la torpeur des membres se guérit par la flagellation avec de l'ortie, et dont les coups sont si violens qu'un oie qui en seroit piqué, en mourroit. Columella dit que les fermiers de Rome ont coutume de déplumer les poules d'Afrique sur le ventre, et de les fouetter avec de l'ortie, pour les faire couver, en leur mettant dans le bec ou un bol, ou un os qui leur sert de bâillon, pour les empêcher de rendre la nourriture qu'elles ont prise. On sait qu'un soufflet ou un coup de poing bien appliqué sous la mâchoire inférieure, guérissent promptement un homme à qui un bâillement ou un rire immodéré ont causé une luxation et un relâchement dans les ressorts de la bouche. Chez les habitans de la Gaule Cis-Alpine, (aujourd'hui le Milanois) on comprimoit avec des cercles ou des lames d'étaim, le ventre d'une femme, pour en faire sortir le fœtus mort dans ses entrailles.

J'ai remarqué que le fouet que l'on donne aux enfans pour les punir d'avoir uriné dans le lit, est le moyen le plus efficace de les en empêcher, quoique les parens ne fassent point d'attention aux effets physiques de ce remède.

Meibomius a cité assez d'exemples qui prouvent combien la flagellation est utile dans l'impuissance, pour me dispenser de blesser encore les oreilles chastes, en les répétant ici; mais il n'est pas inutile de dire que non-seulement ce remède est propre aux hommes, mais encore aux femmes pour les faire concevoir plus aisément. Aussi les Romaines s'offroient-elles nues aux prêtres qui célébroient les Lupercales, pour en être frappées. Ces prêtres se servoient tantôt de la main, tantôt de la tige de la férule. Les plus chastes se contentoient d'appliquer leurs coups sur la main, et on devine facilement que la superstition avoit moins de part à cette cure que la libre circulation du sang, qui, agité et divisé, remonte vers le cœur, se répand dans les artères avec plus d'abondance, et porte par-tout un feu pur et nouveau qui excite à l'amour, et dispose à la conception. Les Romains qui, en célébrant les Lupercales, couroient nuds par les rues, et frappoient toutes les femmes qui se trouvoient sur leur passage, se nommoient *Crépi*, du mot latin qui signifie *bruit*, parce que les verges avec lesquelles ils frappoient, étoient couvertes de cuir, selon Dempterus, liv. 3, chap. 2, ou de peaux de chien ou de bouc, qui étant sèches, augmentoient la douleur ou le bruit de l'opération. Plutarque attribue de bons effets à cette flagellation. Ovide, Juvénal et Prudence dans l'histoire des martyrs, se sont égayés sur l'usage considéré comme religieux, mais en effet utile comme médical : le caractère connu des prêtres qui suivant leurs termes, frappoient les femmes avec d'autres verges que la férule, a donné lieu à bien des plaisanteries. (1) Voyez Cardan,

---

(1) Ce trait nous rappelle un quatrain placé dans l'église de St.-Hyacinthe, à Paris, et qui prouve la vertu des moines.

» Femmes qui désirez de devenir enceinte,
» Adressez cy vos vœux au grand Saint-Hyacinthe ;

liv. 2, de son traité de l'utilité que l'on peut retirer de l'adversité.

Entr'autres nations où ces usages sont communs, on distingue les Perses et les Russes. Ceux-ci battent leurs femmes pour prouver leur amour. Jean Barclay, dans son *Icon animorum*, rapporte une anecdote qu'on ne sera pas fâché de trouver ici.

Un homme de basse extraction quitta l'Allemagne et se retira en Moscovie. Si vous êtes tant soit peu curieux de le savoir, il se nommoit Jourdain. Le séjour lui ayant paru agréable, il résolut de s'y fixer, et il s'y maria. Passionnément amoureux de sa femme, il n'épargna rien pour l'en assurer, mais ses efforts furent inutiles ; elle souffroit intérieurement un chagrin qu'elle vouloit cacher, mais que la rougeur de ses yeux, ses soupirs et ses sanglots trahissoient à chaque instant. Son époux lui demandant la cause de cette tristesse et cherchant à deviner en quoi il avoit manqué au devoir de la tendresse, elle lui parla en ces termes, après s'être fait long-temps presser. « Pourquoi » fais-tu si bien semblant de m'aimer ? Crois-» tu me tromper ? Crois tu me cacher plus » long-temps que je suis vile à tes yeux ? »

» Et tout ce que pour vous le saint ne pourra faire,
» Les moines de céans pourront y satisfaire.

et en même temps elle versoit un torrent de larmes. Jourdain étonné de ce langage, lui demanda en quoi il l'avoit offensée; que peut-être il avoit manqué en quelque chose, mais qu'il répareroit cette faute par plus de soins. Enfin, lui dit-elle, puisque tu fais semblant de l'ignorer, où sont donc les verges avec lesquelles tu m'as apprise à t'aimer? Ne-sais tu pas que c'est chez nous l'unique moyen que doivent employer les hommes qui veulent nous persuader de leur amour? Jourdain à ce discours fut long-temps dans une stupeur profonde, et eût toutes les peines du monde à s'empêcher de rire. Bientôt, la première surprise passée, et sa femme persistant à lui parler sérieusement, il fut forcé de croire que ce traitement étoit indispensable. Mais comment se résoudre à battre une femme qu'on aime? Il n'y avoit pourtant pas de milieu, il eut été haï; il s'y résolut donc avec beaucoup de peine. Peu de jours après, il saisit un prétexte d'humeur de sa femme, et prenant un bâton, lui administra la correction la plus conjugale. Le remède fit merveille, et sa femme commença à le chérir de la meilleure foi du monde.

Pierre d'Erlesunde, part. 5 de ses anecdotes moscovites, raconte le même fait et dit: que c'est pour cet usage que les maris aussi-tôt la noce, se munissent de verges, comme des divers utensiles de ménage, et le motif de cette emplette n'est nullement le desir de corriger sa femme; car une méchante femme, s'il y en a, ne se corrige ni par les menaces, ni par la colère, quand même on lui casseroit les dents à coups de pierre, pour me servir des termes de Simonide, dans Stobée.

Je crois avec votre père Meibomius, (c'est Bartholin qui parle) que la flagellation excite et augmente la semence par la chaleur extrême qu'elle communique aux lombes et aux reins; et j'ai depuis long-temps démontré dans mes recherches sur l'anatomie, de quelle manière les fonctions des reins dépendent de la circulation du sang, systême appuyé depuis par Sennert, Olafius, Wormius et Meibomius. Ce qui fait que l'usage de se coucher sur le dos procure en dormant les pollutions involontaires, en donnant trop de chaleur aux lombes. Les frictions excitent l'érection, et plus d'un parisien a dû à cet usage, trop fréquent chez eux, la perte de la santé et de la vie.

C'est sur les lombes qu'on applique les remèdes rafraichissans, dans la gonorrhée. Actuarius, liv. 4, chap. 8, de sa méthode de médecine, applique sur les reins un emplâtre qui les fortifie, sans les échauffer aucunement. Oribase emploie une lame de plomb sur les lombes (1). La défense qu'il fait de trop rafraîchir les lombes, dans la crainte que les reins n'en souffrent aussi, prouve que ces deux parties sont très-distinctes, et que ce qui est utile à l'une est nuisible à l'autre.

De mon Tusculanum d'Hagestad, le 24 octobre 1669.

---

(1) Voyez son traité du régime que l'on garde dans toutes les saisons de l'année. *Bâle* 1528, édition d'Alban. Torinus.

EXTRAIT

DE LA RÉPONSE

DE H. MEIBOMIUS, FILS,

A T. H. BARTHOLIN.

J'AI appris que vous vouliez faire réimprimer l'ouvrage de Jean Henri Meibomius, mon père, sur l'utilité de la Flagellation dans les plaisirs de l'amour, et sur les fonctions des lombes et des reins, et rien ne pouvoit m'être plus agréable. Cet ouvrage doit sa naissance à la gaîté d'une orgie, et il a été publié, à l'insu de mon père, à Leyde, par les soins du personnage illustre auquel il est dédié. Les hommes les plus signalés de l'Europe l'ont accueilli, et plusieurs écrivains lui ont donné des éloges. Comme on n'en avoit tiré qu'un très-petit nombre d'exemplaires pour être donnés à des amis, il devint rare, et l'objet des avides recherches des amateurs et des curieux, à cause de la singularité piquante de son titre. — J'étois fâché de ne pouvoir contenter tous ceux qui vouloient l'avoir, et ne voulois pourtant pas en faire une seconde édition, non-seulement parce que je n'étois pas toujours de l'avis de mon père, mais encore, parce que je ne voulois pas évoquer sur moi les traits de la censure, dans le moment où ma réputation commençoit à s'établir, en éditant un ouvrage plein d'images un peu libres. Je sus quelque temps après qu'il venoit de l'être, j'en fus ravi et regrettai de n'avoir pas été averti assez tôt, pour lui donner toute la pureté et l'élégance dont il étoit susceptible. Je me réjouis sincérement que vous ayez bien voulu donner vos soins à cet ouvrage et l'enrichir de vos observations, vous que l'Europe savante met au premier rang de ses littérateurs. Vous ne craignez pas que le sourcilleux Caton jette sur lui un regard farouche, en ridant ses lèvres. Mais enfin, nous n'écrivons pas pour les Vestales ni pour les Sabins, mais pour les médecins. Ce sujet mérite d'être approfondi, et je ne doute pas que vous n'ayez tiré le plus grand parti de tout ce qui pouvoit le rendre précieux et intéressant. Je vous envoie les notes manuscrites dont mon père avoit chargé les marges de son exemplaire. Je ne crains pas d'avouer qu'il y a dans cette lettre des passages qui se trouvent en contradiction avec les systêmes d'Harvey, et j'aime mieux convenir des erreurs de mon père, que de les défendre, sur-tout lorsqu'elle lui sont communes, non-seulement avec quelques savans, mais encore avec quelques siècles précédens.

Les bons effets de la Flagellation pour guérir les Maniaques, attestés par Cœlius Aurelianus, Rhazès et autres, sont connus depuis un siècle en Angleterre, quoique les médecins ne s'en soient point souvenus, et je lis dans Bodin, liv. 5 de la républi-que, que la folie dégénère souvent en fu-reur, et se guérit par la Flagellation.

Meibomius répète ici ce que Bartholin a dit des Lupercales, et de leurs cérémonies ridicules et superstitieuses.

Il dit que les somnambules peuvent être guéris de cette maladie par la Flagellation, et qu'il en a vu plusieurs expériences satisfaisantes. Il discute ce que son père a dit des effets de la Flagellation, pour exciter à l'amour, de l'influence des astres, de l'habitude, des parties sur lesquelles le remède doit être appliqué, d'après les autorités des écrivains sacrés et profanes, des historiens et des poëtes. Il répète ensuite tout ce qu'on a déja vu sur le physique des lombes et des reins, leurs fonctions et les travaux du sang dans cette partie. Il cite le coucher trop doux et l'usage de se coucher sur le dos, comme les causes ordinaires des pollutions nocturnes : l'équitation est encore un exercice qui dispose à l'amour, comme Aristote le démontre dans le Centon des problèmes qui ont paru sous son nom. (Section IV, problême 12.) Hyppocrate dit au contraire qu'il est une des causes d'impuissance, et tous deux ont raison. Hyppocrate a entendu parler de l'usage des Scythes, d'être toujours à cheval, et en effet cet exercice continuel fatigue, épuise ; il endurcit les parties de la génération, et leur ôte cette précieuse sensibilité qui est le premier aiguillon de la volupté. Aristote, au contraire, n'a en vue que l'usage modéré propre à échauffer les lombes, mettre les humeurs en mouvement, et subtiliser le sang. (1)

Je ne crois pas nécessaire de pousser plus loin la discussion sur tout ce que mon père a dit à ce sujet. Il a compulsé avec trop de soin tout ce qui pouvoit completter son ouvrage. Math. Highmorus, liv. 1, part. 3, chap. 4 de son anatomie, l'a fait d'une manière lumineuse. Quelques auteurs essaye-

(1) Je ne suis plus étonné de voir nos élégantes parisiennes parcourir légèrement à cheval les boulevards et le bois de Boulogne. Elles savent à merveille la théorie des jouissances, sans avoir lu Meibomius, elles savent par expérience que la fatigue du plaisir les délasse des fatigues du cheval. (*Note du trad.*)

ront peut-être d'expliquer les phénomènes de la nature, à l'aide de ses hypothèses, semblables à cet écrivain qui s'étoit persuadé que la semence est le chyle et non le sang, et que ce chyle épais, trop échauffé par la flagellation, se portait vers les parties génitales. On pourroit s'égarer encore davantage dans la région des commentaires sur le suc nerveux qu'ils croient être le premier agent du suc organique, mais mon intention n'est pas de les suivre dans le dédale des conjectures. Je pense avec Columella, que les hommes ont plutôt la manie de mettre en crédit les idées nouvelles et hasardées, que d'approfondir et d'appuyer celles qui sont reçues. Quant à moi, je crois avoir suffisamment prouvé tout ce que j'ai avancé sur la circulation et l'effervescence du sang dans les lombes, et je m'y tiendrai, si vous me donnez votre suffrage.

Extraits des articles de quelques auteurs cités dans cet ouvrage.

(A) Il y eut plusieurs ASCLÉPIADES. Un d'eux vivoit sous Trajan, et fut d'abord rhéteur, et ensuite médecin à Rome. Il mourut d'une chûte, dans un âge très-avancé. Pline cite ses cinq remèdes : l'abstinence des viandes et du vin dans certaines occasions. Les frictions, la promenade et la voiture.

(B) *Jérôme* MERCURIALIS, mort à Forli, sa patrie, en 1596, à 66 ans, professeur de médecine à Padoue, à Bologne et à Pise. Ses compatriotes lui érigèrent une statue. Ami généreux, vivant avec éclat, et charitable envers les pauvres ; il n'en laissa pas moins 120,000 écus d'or à ses héritiers. Il étoit de belle taille, de bonne mine, d'une grande douceur et d'une piété exemplaire. Il a laissé des ouvrages pleins d'érudition. 1°. *De arte Gymnasticâ* 1602, *in*-4°. 2°. *de morbis mulierum*, 1601, *in*-4°. 3°. *Des notes sur Hyppocrate et sur Pline l'ancien.*

(C) *Thomas* CAMPANELLA, dominicain calabrois, emprisonné 27 ans pour avoir montré plus d'esprit qu'un vieux professeur de son ordre. Il eut sept fois la question, pendant vingt-quatre heures de suite, et ne fut élargi qu'à la sollicitation du pape Ur-

H

bain VIII. Il vint à Paris, protégé (en 1624) par le cardinal de Richelieu, et y mourut en 1639, à 71 ans, pour avoir pris de l'antimoine. Nous avons de lui un ouvrage intitulé : *Atheismus triumphatus*, et plusieurs autres.

(D) *Jean Pic*, prince de la MIRANDOLE et *de la Concorde*, né en 1463, d'une famille illustre, fut dès sa plus tendre jeunesse, un prodige de mémoire et de science, et qui, dit-on, possédoit vingt-deux langues à l'âge de dix-huit ans. Ses ouvrages sont recueillis en un vol. *in-fol.* Bâle 1601.

1°. *Des livres sur le commencement de la Genèse.* 2°. *Un traité de la dignité de l'homme.* 3°. *De l'être de l'univers.* 4°. *Règles de la vie chrétienne.* 5°. *Traité du royaume de J. C. et la vanité du monde.* 6°. *Trois livres sur le banquet de Platon.* 7°. *Une exposition de l'oraison dominicale.* 8°. *Un livre de lettres.* 9°. *Disputationes adversùs astrologiam divinatricem.* Bologne 1495. *in-folio*, rare.

(E) *Jean* NEVISAN, jurisconsulte Italien natif d'Asti, mort en 1540, étudia le droit à Padoue, et l'enseigna a Turin. Son principal ouvrage est celui que cite ici *Melbomius*, *Sylæ nuptialis*, *lib. 6. in quibus matrimonii*, *dotium*, *filiationis*, *adulterii materia discutitur.* Lyon 1772, *in-8.* liv. curieux, qui souleva tout le beau sexe contre lui.

(F) *Ludovicus Cœlius* RHODIGINUS, né à Rowigo, dans l'état de Venise, en 1450 savant dans le latin et le grec, professeur à Milan et ensuite à Padoue, où il mourut en 1525, à soixante-quinze ans ; son nom de famille étoit *Richeri*; *Jules César Scaliger* fut son disciple, et les talens de l'élève justifient les éloges qu'il prodigua à son maître, en l'appellant le Varron de son temps. Rhodiginus fit un voyage en France, et Charles VIII le combla de bienfaits. Il fut enterré dans le couvent de St.-François, à Rowigo. Balthazar de Bonifaci, archidiacre de Trévigi, fit son éloge funèbre, qu'il termine par ce distique.

A Duplici patriâ nactus cognomina bina,
Cælius in cælis, hic Rhodiginus eris.

Son principal ouvrage est celui : *des Anciennes leçons*, en trente livres.

(G) Tout le monde lettré connoît le fameux *André TIRAQUEAU*, né à Fontenay - le-Comte, dont il fut lieutenant-civil, et mort en 1558, dans un âge tres-avancé. Il fut conseiller au parlement de Paris, et rendit beaucoup de services à la France sous François I et Henri II. Juge intègre, et savant infatigable, ses occupations ne l'empêchèrent pas de donner au public un grand nombre d'excellens ouvrages. Il fit vingt enfans et vingt ouvrages. Il fut l'ami du fameux chancelier de l'hôpital. On lui fit cette épitaphe. *Hic jacet qui aquam bibendo, viginti liberos suscepit, viginti libros edidit. Si merum bibisset, totum orbem implesset.* Ainsi traduite par Desforges Maillard.

Ci gît le fameux TIRAQUEAU,
Ce grand commentateur de loix et de coutumes,
Qui ne but jamais que de l'eau,
Eut vingt enfans, fit vingt volumes :
On croit que cet homme divin,
Dont la verve étoit si féconde,
De ses productions auroit rempli le monde,
Si, comme un autre, il avoit bu du vin.

[Voyez le journal historique de Verdun sur les matières du temps. Oct. 1752, p. 284.]

[H] *Othon* BRUNFELS, fils d'un tonnelier de Mayence, ainsi nommé du bourg où il nâquit, se distingua dans les lettres, les langues savantes et la théologie et fut religieux à la chartreuse de Mayence. Il étoit valétudinaire, inquiet, mélancolique, inconstant et fâcheux avec ses amis. Il fut un des premiers qui suivirent Luther, sortit secrétement du monastère et se retira à Strasbourg, ensuite à Basle, où il fut reçu médecin en 1530. Revenu à Strasbourg, et de là envoyé à Berne, il y mourut six mois après, le 23 Octobre 1534, d'une maladie inconnue aux médecins, ayant la poitrine toute en feu, et la langue noire comme du charbon. Ses ouvrages sur la médecine, sont : 1°. *Catalogus illustrium medicorum.* 2°. *Onomasticon medicinæ, etc.*

(I) *Fr.* JUNCTINUS *ou* GIUNTINO, mathématicien Florentin, d'abord carme, ensuite apostat, est auteur des commentaires latins sur la sphère de *Sacro Bosco*, et mourut vers la fin du seizième siècle. Il vécut errant, inquiet et libertin, et fut accablé sous les ruines de sa bibliothèque. L'astrologie judiciaire sur laquelle il fit divers ouvrages, ne lui avoit pas annoncé ce genre de mort, dont il se seroit préservé.

(K) *Marsilio* CAGNATI de Véronne, professeur de médecine à Rome, sous le pontificat de Clément VIII et Paul V. Il étudia à Padoue, sous Zabarella, et se fit une grande réputation dans les langues, les belles lettres, la philosophie et la médecine. C'étoit un homme très-mélancolique, sévere, parlant très-peu, mais avec beaucoup d'éloquence et de facilité. Nous avons de lui: *De Sanitate tuendâ libri* 2. *opuscula varia; variæ lectiones, etc.*

(L) ORIGÈNE, surnommé ADAMANTIUS, à cause de son assiduité au travail, nâquit à Alexandrie, l'an 185 de J. C. Tout le monde connoît cet homme étonnant pour le savoir, le courage dans les persécutions, la grande piété et les nombreux ouvrages qu'il a laissés. Léonide son père avoit tant de vénération pour lui qu'il alloit lui baiser la poitrine pendant qu'il dormoit. Origène à 18 ans fut chargé d'instruire les fidèles d'Alexandrie. Les femmes fréquentant son école, il crut fermer la bouche à la calomnie, en se faisant lui-même l'opération douloureuse, qui le privoit des organes de la génération, s'imaginant être autorisé à cette cruauté par un passage de l'écriture : mais ce fut précisément ce qui lui ferma tous les chemins aux dignités ecclésiastiques.

Voyez *Bayle. Lucien*, tom. 3, et le traité des Eunuques de M. *Charles Ancillon*, première partie, chap. 5, art. *Vallesiens.*

(M) ISIDORE (Saint) de Séville, fils d'un gouverneur de Carthagène, élevé par Léandre son frère, évêque de Séville. Il fit entre autres ouvrages vingt livres *d'Origines* ou *Etymologies*. Il succéda à son frère en 601, et mourut en saint en 636, également regretté des savans, des pauvres et de toute l'Espagne dont il étoit l'oracle. Le concile de Tolède, de 653, l'appelle le *docteur de son siècle et le nouvel ornement de l'église*. La meilleure édition de ses ouvrages est celle de Dom Dubreuil, bénédictin. *Paris* 1601, et *Cologne* 1613, *in-folio.*

(N) AETIUS ou AECE, médecin d'Amide, ville de Mésopotamie, sur le Tibre, étudia à Alexandrie, sur la fin du quatorzième siècle. Il fut le premier médecin chrétien qui laissa des écrits sur la médecine. Il suivit la méthode des Egyptiens, excella dans la chirurgie et les maladies des yeux. L'ouvrage dont il est question, qui a pour titre : *Tetrabiblos* est en seize livres. Les huit premiers sont imprimés en grec, chez *Alde* à *Venise*, 1534, *in-fol.* Et les huit derniers M. SS. dans la bibliothèque de l'empereur, à Vienne. C'est une compilation, mais pleine de choses qu'on chercheroit vainement ailleurs. Elle a été traduite en latin par *Janus Cornarus*, et imprimée à Bâle, chez *Forben* 1542, sous ce titre : *Contracta ex veteribus medicina* : etc.

(O) *Nicolas* PERROT, né à Sasso-Ferrato, d'une famille illustre, mais pauvre. Il fut conclaviste du Cardinal Bessarion, après la mort du Pape Paul III, Gouverneur de Pérouse, ensuite de l'Ombrie, et archevêque de Siponto en 1458, et mourut en 1480 à Fugicura, sa maison de plaisance, auprès de sa patrie. Ses ouvrages sont : 1°. Traduction des cinq premiers livres de *Polybe*. 2°. *Traité sur le serment d'Hyppocrate*. 3°. *Du Manuel d'Epictète*. 4°. Du Commentaire de *Simplicius*, sur la physique d'Aristote. 5°. Des Harangues. 6°. Des Lettres. 7°. Des Poésies Italiennes. 8°. Des Commentaires sur le *Stace*. 9°. *De generibus Metrorum* 10°. *De Horatii Flacci ac Severini metris*. 11°. *Cornucopia*, seu latinæ linguæ commentarius (sur Martial.) 1513 *in-fol.*

12°. *Rudimenta Grammatices.* Rome 1475, *in-fol.* Cette dernière édition est très-rare.

(P) *Quintus-Septimius-Florens* TERTULLIANUS, prêtre de Carthage, et fils d'un centenier dans la milice, sous le Proconsul d'Afrique, mourut vers l'an 216, sous le règne d'*Antonin Caracalla.* Il se fit chrétien, et fut le plus éloquent défenseur du christianisme, avant qu'il eût embrassé le *Montanisme.* La meilleure édit. des ouvrages de ce père illustre de l'Eglise est celle de Venise, en 1746. Vassoult a donné en 1714 et 1715, une belle traduction de son Apologie pour les Chrétiens, avec des notes. *Thomas*, seigneur *du Fossé*, sous le nom de la *Motte*, a donné une excellente vie de Tertullien et d'Origène.

(Q) *Nicolas* DE LYRE, ainsi nommé du lieu de sa naissance, petite ville de Normandie, entre Séez et Evreux. Il étoit né Juif, et étudia sous les Rabbins, mais il se convertit et prit l'habit des Frères Mineurs, en 1292. Cet auteur possédoit très-bien la langue hébraïque. La Reine Jeanne, Comtesse de Bourgogne, et femme de Philippe V, dit le *Long*, le nomma un des exécuteurs de son testament, en 1325. Il mourut Provincial de son ordre, à Paris en 1340. Nous avons de lui entr'autres ouvrages: *des Postilles*, ou *petits commentaires sur la Bible. Lyon*, 1596.

(R) AVICENNE, Philosophe et Médecin Arabe, de Bochara en Perse, né l'an 370, de l'Egire, Médecin et Visir du Sultan Cabous, et mort de ses débauches, l'an 428, à 56 ans. Cet homme avec une mémoire prodigieuse, et sachant l'alcoran par cœur et les livres de Métaphysique d'Aristote, les lut quarante fois sans y rien entendre. Ses ouvrages ont été imprimés à Rome, en arabe, par les soins de Sixte IV, en 1489, et traduits en latin par Gérard de Crémone, André Alpagus et autres. 1°. *Canonum Medicinœ, lib.* 4. 2°. *De Medicinis Cordialibus.* 3°. *Cantica.* 4°. *Opera philosophica, etc.*

(S) *Fulgentius* PLACIADES, Evêque de Carthage dans le sixième siècle, auteur de trois livres de Mythologie, imprimés par les soins de Jacques Comelin, en 1599, avec *Hyginus*, *Julius Firmicus Maternus* et *Alberic.* La première édit. est celle d'Ausbourg 1517, avec des notes de Jacques Locher. On lui attribue encore un livre de l'allégorie de Virgile, adressé à Chalcide le Grammairien.

(T) NEMESIUS, Philosophe Chrétien, natif et Evêque d'Emese en Phénicie, sur la fin du quatrième siècle. Nous avons de lui un livre *De la nature de l'homme*, qui, se trouve grec et latin dans la bibliotheque des Pères, et où il soutient la préexistence des ames. Ses mœurs honorèrent la Philosophie et la Religion.

(U) SENNERT (Daniel) fils d'un Cordonnier de Breslaw, né en 1572, devint Docteur et Professeur en médecine à Wirtemberg, et mourut de la peste en 1637, à soixante-cinq ans. Ses ouvrages furent imprimés à Venise en 1640, 3 vol. *in-fol.* et plusieurs fois depuis. Ils forment une bibliothèque complette de médecine, et valent beaucoup mieux que plusieurs de nos modernes écrits. Sa passion pour la Chymie, sa liberté à refuter les anciens, et la singularité de ses opinions lui firent beaucoup d'ennemis. Il suivit la méthode de Galien. André Sennert, son fils, mort à Wirtemberg en 1689, à quatre-vingt-quatre ans, y enseigna pendant cinquante-un ans les langues orientales, et soutint par plusieurs gros livres, la réputation de son pere.

(V) ORIBASE de Pergame, disciple de Zénon de Chypre, et médecin de *Julien l'Apostat*, qui le fit Questeur à Constantinople. Exilé sous les Empereurs suivans, il se fit estimer des barbares même, par sa vertu. Rappellé par la suite, il mourut au commencement du cinquième siècle. Le plus estimé de ses divers ouvrages, imprimés à Bâle, en 1557, 3 vol. *in-folio*, est son livre *des Collections*, entrepris à la prière de Julien, et puisé dans Galien et autres. Il ne nous reste que dix-sept livres de cet ouvrage, qui en avoit soixante-douze.

J. II.

J. H. MEIBOMII,

DE

FLAGRORUM USU

IN RE MEDICA ET VENEREA,

ET LUMBORUM RENUMQUE OFFICIO.

EDENTE

CLAUDIO MERCIER, COMPENDIENSI.

Editio quarta castigatissima.

PARISIIS,

SUMPTIBUS CLAUDII MERCIER.

1795.

AVIS DE L'ÉDITEUR.

Nous ne connoissons que quatre éditions de cet ouvrage.

La première de 1639, in-12, très-fautive.

La deuxième de 1643, ayant au titre : *in re venereâ* seulement. *Lugd. Batav. ex officinâ Elzevirianâ Academ. Jur. typog. in-4°. de 48 pages.*

La troisième, datée *Londini*, 1665, in-32, n'est autre chose qu'une contrefaçon faite à Paris en 1757, et à laquelle on a ajouté le titre ci-dessus. Elle est pleine d'erreurs et d'omissions.

La quatrième, Thomæ Bartholini, Joan. Henrici Meibomii Patris, Henrici Meibomii filii, de usu Flagrorum in re medica et venerea lumborum que officio. Accedunt de eodem renum officio Joachimi Olhafii et Olaï Wormii dissertatiunculæ, Francofurti, ex Bibliopolio Hafniensi. Danielis Pauli Bibl. reg. 1669, in-12. — Cette dernière étant la plus étendue et la plus exacte, nous a beaucoup servi dans notre travail, et nous croyons pouvoir assurer que la nôtre ne laissera plus rien à desirer.

THOM.

THOM. BARTHOLINI, (1)

DE

FLAGRORUM USU MEDICO,

AD VIRUM CLARISSIMUM

HENRICUM MEIBOMIUM

EPISTOLA.

INTER præcipua sœculi ornamenta numerari meretur parens tuus Joan. Henr. Meibomius, sed per te fama ejus crescit, quia paternæ virtutis hæres ex asse et successor, nominis celebritatem editis scriptis promovere pergis. Varia is eruditione artem divinam quam

(1) Thomas Bartholin, médecin et littérateur, très-savant, mais très-superstitieux, natif de Malmoë, mort en 1680, à 64 ans, a fait des découvertes sur les veines lactées et sur les vaisseaux limphatiques. Il est l'auteur des ouvrages suivans : 1°. *sur l'usage de la neige*, 1661. 2°. *de Morbis Biblicis. Francf.* 1672. 3°. *Paralytici novi testamenti. Copenh.* 1653, *in*-8°. 4°. *Dissertatio de Passione Christi*, *Amst.* 1670. 5°. *Epistolæ medicinales et de Insolitis partûs viis*, *la Haye*, 1740, 5 *vol. in*-8°.

6°. Celui dont il est ici question : *de usu Flagrorum*, *etc.* 1670. *in*-12.

7°. Et enfin un journal intitulé : *Acta hafniensia*.

principe curâ exercebat semper exornavit, nec tibi minor cura est medici eruditi famam cum parente aucupari. Edita parentis monumenta, de jure jurando Hyppocratis et de vita Mæcenatis, testantur quantus fuerit pater. Tu posteritati plenam fidem facies quantus sis filius, dum delitescentes apud te parentis lucubrationes, cedro dignas, publico exponis tuo auctas ingenio. In tantâ autem doctrinæ amplitudine, inter seriora alia negotia, se quoque ad minima demittens Parens, in gratiam viri clarissimi Christiani Cassii, cujus grata nobis est memoria, Flagrorum usum medicum ex antiquitate brevi dissertatione exposuit. Quam cum typis suis recudere gestiret bibliopola noster, argumenti raritate motus, à me augmentum petiit. Rimisi hominem ad te, authoris filium, magnâ cum laude medicinam in academiâ Juliâ docentem, et parentis exemplo in omni litteratura et antiquitate versatissimum, cui propius paterni scripti gloria tangit : nec enim vel tantillum ornamenti à me expectari posse tanti viri libello, qui propriis radiis per orbem universum clarissimè cum authore splendescit. Quamquam verò paterno honori augendo non defueris, multis que accessionibus auctam dissertationem cum eruditâ epistolâ remiseris, rogare tamen non destitit Paullinus noster, honesti lucri desiderio, ut observationes nonnullas adderem, quas mihi in promptu semper esse credit. Ne vel spem ejus vel officium amici desererem, quo Meibomiis Cassiisque obstrictum me scio, quia etiam, ut publico prosimus.

Communis ista pluribus causa est Deis.

Lacinias quasdam collegi, vel funiculos, pro Flagrorum vestrorum incremento, inter alias occupationes, quibus jam occupatum me amici non nesciunt, parentis tui, tuoque honori dedicatos. Flagrorum usum pauci ante vos recoluerunt. Paucissimi certè amant, quia blanda potiùs ægros nostros afficiunt et dulcia, ad severam medicinam horrentes, cum tamen ea sit malorum inter mortales conditio, ut blandè semper tractari non possint, etiam ubi maximè velis blandiri. Vincula hyppocratica subindè accersenda et duriores manus contumacibus morbis applicandæ. Verbera Flagrorum eos maximè curant, qui morbum simulant. Sæpissimè epilepsiam mentientes hoc remedio aspero, sed salutari convaluerunt, sanatique antequam ægrotarent, profuit ad prophylaxin, ne posteà hominibus simulato morbo imponerent.

Novi quoque pigros servos, morbum nescio quem fingentes, flagris ad officium rediisse. Ad veros morbos expiandos conferre plurimùm, tantò minus dubitare possumus quod animæ morbis flagella prosint. Hinc flagellantium ordinem tempore quadragesimali in Italiâ videas, vulneribus altis dorso inflictis præteritæ vitæ conscientiam expiare e. velut in Cybeles sacris, apud Claudianum, lib 1, in Eutrop.

. . . . Pectusque illidere pinu,
Inguinis et reliquum Phrygiis abscindere cultris.

Tales fuerunt apud paganos Syriaci Flagratores, qui justas pœnas facinoris alicujus ipsi vel pro se, vel pro aliis, mercede conducti, de suis manibus flagro contorto exposcebant, quos describit Apuleius, lib. 8, metamorphos. Dispar Circe virgâ mentem humanam sociorum Ulyssis in belluina corpora, inprimis porcina transformabat, de quâ Homerus Odiss. X. Magica hæc quidem sunt, morali, tamen sensu monstrant, verberibus quosdam ad sanum sensum redire, alios ad belluinum. Metamorphosis certa est, sed forma differens, quanquam nec curiosâ arte nec hæc fiat, nec illa. Vidi flagris castigatos Paravii à Relligiosis, qui à malo spiritu obsessi credebantur, quos tamen reverâ fuisse epilepticos, propter signorum similitudinem, recte medici dictitant, quibus flagra, excitato in corpore calore, nocere non possunt. Ipsum se lapidibus concidit spiritu immundo obsessus Marc. V, v. 5 et pugnis se contundi queritur divus Paulus 2, Cor, 12, v. 7. Seu digitorum condylis, quomodo *Colaphon* ex Varino exponit Matth. Martin. in etymologico. Quanquam de colapho hoc notet Haymon Episcopus Halbertadensis, de ardore libidinis per diabolum accenso potius exponendum, quam de dolore capitis. Ad morborum curationem flagra adhibita olim fuisse, variis veterum autoritatibus ostendit Meibomius. Idque quando modicæ medicinæ locus non fuit. Flagris enim cœdi in atroci coërcitione gravissimaque et servili injuria consistebat apud Romanos, cum liberi tantum pœnæ lenitatis argumento, fustibus castigarentur, sicut fusè ex jure explicat B. Brissonius lib. 3, Antiq. Jur civil. cap. 9.

De furoris seu insaniæ curatione elegans est locus Cœlii Aureliani, lib. 1 tardar. passionum, cap. 5 obiter à magno Meibomio patre notatus, in quo placet nonnihil immorari, ut fortior ex morâ sit furoris medicina, quanquam ex aliorum, non suâ sententiâ loquatur Cœlius, imprimis Titi Asclepiades discipuli, cujus vitam ex opere diù desiderato de vitis medicorum, quod ex schedis paternis promisisti, expectamus. Verba Cœlii sunt. « Flagellis alii aïunt coërcendos, ut quasi judicio mentis pulso resipiant, cum magis, tumentia cœde lacessendo, faciant asperiora„ et adveniente lenimento passionis, cum sensum recipiunt, plagarum dolore vexentur. » Ita Rovilli editio habet quà utor. Meibomii vero patris ita legit ut sinistro mentis judicio depulso resipiscerent. Irridet istam curandi rationem methodicus Cœlius, partim quod asperiora reddantur tumentia loca verberibus et flagrorum plagis, quasi cœde aliquâ etiam post curationem dolore remanente, partim quod locum affectum non respiciat: inquit enim: « si, ut ratio poscit, vicinis magis ac patientibus locis adjutoria sunt adhibenda, coguntur ut ori vel capiti plagas imponant. » At caput affectum plagis exacerbatur quod minimis offensis externis cœditur. De nihilo tamen non est Titi medicina, quanquam crudelior. Non calorem excitatum metuit, quia sine febre furor est, et sine parvo pulsu quo discrimine à phreneticis separatur. Timor doloris intra rationis terminos continet. Ita novi virum honestum non raro furentem ab alio fortiori minis verberibusque coactum ut agno fieret pacatior. Alia ratio est resolutarum partium, quæ plagis affectæ excitantur, dolore silicet et calore provocato; ubi tamen Themisoni non concedit Cœlius idem Aurelianus lib. 2 tard. pass. cap. 1 plagis ferulæ cœdi partes in passione constitutas, quia salsæ aquæ potiùs mitigatione atque recorporatione videntur curandæ. Sed pace methodici, sicut pro ferula salsæ aquæ substitui recte possunt, ita utrumque remedii genus sensum excitat ob acrimoniam et ad utrumque sequitur recorporatio. Quidquid fœrula præstat, efficit et aqua marina, quæ Dioscoridi lib. 5 cap, 19, calida est et acris. Et Celso nostro lib. 2 cap. 22. Omnia salsa acria sunt. Undè emplastrum DI ALON Scribon. comp. 127, ulcera vetera et callosa renovat. Mitigatione torpent magis resolutæ partes quam reviviscunt fricandæ fortiter seu flagris seu acribus stimulis, ut resurgant. Modus tamen est hic adhibendus, quem prœscribit Galenus lib. 14 method. med. c. 16. « ferulas parvas ac leves modicè illitas gracilibus partibus incutiunt, donec modicè attollantur. Ad hunc modum mango quidam proximè nates pueri fame consumptas breviter auxit, percussu mediocri quotidiè usus, aut saltem alternis diebus. Si plagarum vexatione terreatur Cœlius, in promptu sunt remedia apud Æginetam lib. 4 rei med. cap. 12. Pellis nimirùm ovilla recens detracta calida adhuc, flagris cœsis circumdata, præte alia ibidem et cap. 14 et apud Aëtium Tetr. 4. s. 2. cap. 65. Galen. lib. 11. S. M. F. Avicennam lib. 4. Fen. 4. Tr. 2. cap. 7. signata. Contrà plagarum dolores præsumptione se muniebant Syriaci effeminati, ut narrat Apuleïus lib. 2. spiritus cohibitionem suspicatur fuisse. Beroaldus, salutare homini contrà plagas præcidium quod ex Plinio probat, inventum animalis cui nomen est Meles; si quidem in metu sufflatâ cute distentæ meles ictus hominum et morsus canum arcent. Medicina hæc per flagra quanquam durior videatur, ab eâ tamen medicus abstinere non debet, si salutari effectu nobiletur. Eleganter in hanc rem B. Augustinus ep. 50. molestus est et medicus furenti frenetico et pater indisciplinato filio ille ligando, iste cœdendo sed ambo diligendo. Si autem illos negligant et perire permittant, ista potiùs mansuetudo falsa crudelis est. Socrates apud Platonem in Georgiâ negat medicum permittere ut ægrotans appetitus suos impleat, aut cibis multis suavissimisque utatur. Est quippè, ut contrà Gnosticos Tertulianus loquitur, planè quasi sœvitia medicina de scapello, de cauterio, de sinapis incendio, (addo de flagello) non tamen secari, inuri et extendi morderique idcirco malum, quia dolores utiles adfert, nec quia tantummodo contristat, recusabitur, sed quia necessariò contristat, abhibebitur. Horrorem operis fructus excusat. Res enim bonæ atquæ malæ, non dolore et voluptate, sed utilitate et noxâ sunt judicandæ. Omnia igitur in medico imperante ferri debent ex antiquâ formulâ: I lictor (vel serve) collige manus, verberato, caput obnubito; sed cætera ignorante, arbori infelici suspendito. Hæc causa est quod inter tonsorum instrumenta olim flagra sint recensita, indicio Martialis, lib 2. ep. 17.

Tonstrix suburæ faucibus sedet primis,
Cruenta pendent quà Flagella *tortorum.*

Et ut doloris sensus augeretur, ex lanâ consortâ multis nodis durioribus exasperabantur flagra et ut vestigia sui in cute relinquerentur vel ut aculeis, ossibus animalium, Apuleio multijugis talis ovium. Ut mirum non sit quod quasi inusta dicantur Catullo Ep. 25, ad Thallum, cui ob fortum minatur flagella lateri manibusque.

Ne laneum latusculum, manusque mollicellas
Inusta *turpiter tibi* Flagella *conscribillent.*

Sed de his antiquarii, circumspiciant. Vix mitiores manus alibi medicus affert. Tunc incipit medicina proficere, ut verè Seneca epist. 90, ubi in corpore alienato dolorem tactus expressit. Urticis Flagrorum vice utitur in membrorum torpore, quarum tanta vis, ut teneros anserculos enecent si pupugerint, teste Columella lib. 8. R. R. cap. 14. Nostri vilici deplumata Gallinarum africanarum pectora urticis verberant, ut libentius incubent. Impeditâ deglutitione à bolo faucibus inhærente, vel ossiculo gulæ impacto, tergum pugnis fatigamus, excussuri quasi armatâ manu inimicum bolum. Si oscitatione vel risu immodico luxetur os maxillæ inferioris, alapâ forti manu inflictâ in locum recurit, quod non semel risum astantibus movit. Fortiter compresso ventre; orbiculisque ligneis, vel stanneis percusso, fœtus mortuus ex angustiis matris extruditur apud Insubres, quemadmodum cent. 6. hist 83. docuimus. Virgis pueros adultiores que lotium de nocte continere assuevisse observavi. In re venereâ quantum flagra valeant, exemplis quibusdam demonstrat laudatus Meibomius pater, quæ repetere opus non est, ne verecundæ aures iteratâ lectione offendantur, quanquam non ignoratus fuerit Venetiis quidam, qui solis verberibus pugno Amasiæ ad negotia Veneris sollicitabatur expediunda, quemadmodùm olim cupido apud Anacreontem, carm. in amor. Hyacinthino bacillo adigebat ad sequendum. Notandum ad argumenti hujus illustrationem, non viros tantum flagris excitari ad illicitas voluptates et intempestivas, sed et fœminas flagellis incitari et incalescere, ut facilius concipiant. Notum id fuit Romanis mulieribus, quæ Lupercis se offerebant flagellandas, ut conciperent. Autor hujus ritus est Juvenalis, sat. 2.

. . . . . . Steriles moriuntur et illis
Turgida non prodest condità pyxide lyde,
Nec prodest agili palmas præbere Luperco.

Ubi vetus scholiastes : steriles mulieres februantibus lupercis se offerebant, et ferulâ verberabantur, hoc homine qui infrà tectum multi seminis credit contractus ob fœcunditatem dandam : palmas ideó dicit, quia aut Catomis lætabantur, aut quia manibus vapulant cunei per civitatem ; tunc et in solio, si quis post ipsum descenderit, statim concipit. Cur verò palmæ verberatæ ad fœcunditatem Romanas mulieres acceleraverint, sine superstitione, facilis ex circulatione ratio petitur. Incalescens enim plagis sanguis in manu recurrit ad cor, exindèque ad uterum per arterias, qui calefactus citius, ad libidinem incitatur, disponiturque ad conceptionem. De ferulâ ipsâ, quâ in lupercalibus utebantur, ita Festus Pompeius, lib. 3, *Crepos* Romani Lupercos dicebant, à crepitu pellicularum, quem faciunt verberantes : mos enim Romanis in lupercalibus nudos discurrere et pellibus obvias quasque fœminas ferire. Ferulæ hæ pelle et corio tectæ, suspicante Dempstero ad lib. 3. Rosin. cap. 2, idque vel canis, vel hirci, ad sonum edendum, vel dolorem augendum. Plutarchus verberationem illam purgationem esse asserit, quæst. Rom. 67 Apud Ovidium legisse me memini :

Excipe fœcundæ patienter verbera dextræ,
Jam sacer optati nomen habebit avi.

Irridet quidem hæc verbera Juvenalis, sat. 2, et ut ludicram rem perstringit Prudentius in romano martyre.

Quid illa turpis pompa ? nempe ignobiles
Vos esse monstrat, cum Luperci curritis,
Quem servulorum non rear vilissimum,
Nudus plateas, si per omnes cursitans
Pulset puellas verbere ictas ludicro.

Quomodo autem excusari per naturam possit, jam diximus, licet et dolus Lupercorum subesse potuerit qui aliis telis feriebant puellas, quæ in impotentiâ suadet Cardanus lib. 2, de util. ex adv. capienda.

Sunt gentes, inter quas Persæ et Russi, quarum uxores pro amoris conjugalis signo à maritis vapulantur. De uxoribus Russicis. J. Barclaïus in Icon. anim. cap. 8, virorum in se benevolentiam ex verberorum numero æstimare, nunquam melius suo judicio habitas quam cum in sæva ingenia inciderunt. Negat quidem id sibi compertum. *Polutropos* Ad. Olearius in itiner. At historiâ singulari confirmat Barclaïus, quam non gravabor repetere.

Quidam è Germaniâ in Moscoviam migraverat, vir è plebe, et si nomen in tantillâ re placet Jordanes dicebatur. Hæsit ergò in illa regione, et cum sibi eæ sedes placerent, indè etiam duxit uxorem. Hanc cum caram haberet, omnibus que officiis mutuam gratiam affectaret, illa dejectis luminibus mœsta, crebrò in singultibus et cæteris mœrentis animi indiciis erat. Viro denique sciscitanti mœstitiæ causam, se enim nullis quod sciret amicitiæ muneribus defuisse. Quid tu, inquit mulier, tam egregiè fingis amorem ? Num putas latere me quam tibi vilis sim ? Simul que largos gemitus cæpit effundere. Ille attonitus in amplexus mœrentem recepit, rogare perseverans, numquid eam offendisset; peccavisse se forsitan, sed culpam emendatione deleturum. Ad hæc illa, ubi autem sunt verbera, inquit, quibus te amare docuisti ? Hoc certè potissimum pacto maritorum

rum in uxores apud nos benevolentia et cura sancitur. Hoc à Jordane audito, primum stupor continuit risum; mox utroque vanescente, è re suâ esse putavit, ut uxorem eomodo haberet, quem ipsa præscripserat; nec multo post arripuit cœdendæ mulieris causam, et illa fustibus mitigata, tum primum bona fide amare et colere virum cœpit. Eamdem historiam recitat Petrus Petræus de Erlesunda, part. 5. chronic. Moscov. qui addit flagella à maritis primò statim post nuptias comparari ustensilia inter domestica ad eosdem usus. Forsan ex suprà dictis dulcamari amoris ratio petenda. Nam ad emendationem ista flagra non spectant. Mulieres enim malæ, si quæ sint, nec minis compescuntur, nec irâ, si vel silice dentes excutiantur, ut loquitur Simonides apud Stobœum. Bonus vero maritus tantùm abest carissimum pectus plagis excruciet, ut potiùs cum illo homine, quem ex Senecæ deperditis B. Hieronimus, lib. 1. contra Jovianum describit, exiturus in publicum fasciâ uxoris pectus colliget.

In flagellatione lumborum renibus excalefactis seminis materiam, vel incitari vel augeri juxtâ cum Meibomio patre existimavi, et quomodo cum circulatione sanguinis renum illud officium à Sennerto, Olhafio, Wormio nostro et Meibomio defensum conciliari possit, in anatome reformatâ pridem docui.

Quæ si explere non possint desideria eruditorum, nihil verius quam à communi causâ, sanguinis nempe colore, in lumbis flagellatis accenso, et libidinem veneream et renum calorem tecum advocare. Hinc situs corporis supinus ad seminis profluvium dormientes invitat, calore lumborum excitato. Hinc regio fricata ad œstrum veneris proritat, quam voluptatem vitæ damno quidam Lutetiæ luit.

Hinc deniquè lumbis remedia refrigerantia adhibemus, quando gonorhœa molesta est. Renibus emplastra applicat Actuarius, lib. 4. meth. med. cap. 8, quæ robur addunt et minimè calefaciunt. At plumbi laminam lumbis apponit Oribasius. lib. 4. de loc. affect. curat. cap. 107. qui in hoc negotio distinguit lumbos à renibus. In fragmento enim de victûs ratione in quolibet anni tempore, quod primus, Basileæ 1528, edidit Albanus Torinus, serio monet, ne quis nimium lumbos infrigidet, ne his nimis infrigidatis lædantur renes. De renum vero officio ad seminis generationem nihil ampliùs addo, quia in dubium vocavit clariss. Vallæus ex principiis circulationis, quo præceptore semper gloriabor. Ea fuit istius temporis hæresis, cujus multi discipuli errant, multique doctores, quæque inter initia, cum magno impetu cæpisset, sensim extincta est. Quippe nunc ad alia distrahuntur ingeniorum curiositates, novæque occupationes veteribus substituuntur, post quam abdita humani corporis secreta perrumpere cordatius cœperunt Doctorum cogitationes, non contentæ ea scire quæ hactenus credita potiùs fuere quam ostensa. Vale.

Ex Tusculano meo Hagestedano, 24 octobr. 1669.

JOAN. HEN. MEIBOMII
DE FLAGRORUM USU
IN RE MEDICA ET VENEREA.

En accipe sis tandem, amicissime Cassi, quem ex vino tibi debeo, de flagrorum in re veneria usu et quo porrò res ipsa nos traxit, de præcipuo lumborum re um que officio discursum. (1). Eum enim pollicitus tibi nuper fui, cum apud communem utriusque nostrum amicum Cl. Martinum Gerdesium Illustrissimi Principis tui Consil arium, ac Collegam tuum in cœna unà essemus. Primum autem, quâ occasione vix memini, ad morborum curationes verbera et plagas aliquando facere dixi; quod παράδοξον vobis videbatur. Id verò experientiâ ita esse compertum, ego asserere, et ad Medicos provocare, qui passim id doceant, ac testentur. Maniacos, sanè jam olim Titus, Asclepiadis discipulus (qui sub D. Augusto vixit, ut in vitis Medicorum ostendi) lib. II.

(1) L'édition de 1665, dit *non adeò invulgata usu*, etc.

de animâ, flagellis docuit coërcendos, ut sinistro mentis judicio depulso resipiscerent.

Testis est Cælius Aurelianus, lib. 1, tardar. passion. cap. v. Ex amore melancholicos, aut insanientes, si alia nihil prosint, non pauci sunt, qui vapulare jubent; sæpè etiam errore discusso ad bonæ mentis frugem ipsos eo ingenio reduxerunt. Rhases, lib 1. Contin. cap 4. subindè ex Judæo, Medico celebri, et quem in testimonium citat, τὸν ἐρωτομανῆ ubi alia nil prosint, ligari jubet, et vapulare fortiter, et pugnis percuti, id que vicibus repetitis, si non statim subsequatur effectus. Cùm una hirundo, ut ait, ver non faciat.

Rhazi subscribit Ant. Guainerius, Pract. tract. 15. cap. 8. Et Valescus de Tarenta, Philonii, lib. 1, cap. 11, cujus verba ipsissima hæc sunt : Si juvenis est, flagelletur culus ejus cum verberibus, et si non sistit, ponatur in fundo turris cum pane et aquâ, donec veniam à sua insaniâ petat; et teneatur in disciplinâ.

Si Senecæ credimus, lib. 6, de benefic. cap. 8, quorundam flagellis quartana discussa est : ob atri forte lentique humoris ex flagellatione incalescentiam, et dissipationem ex motu, ut non ineptè conjicit J. Lipsius, in comm.

Medicos alios gracilium corpora, ut pinguefierent et incrassarentur, virgis verberari voluisse, auctor est Hier. Mercurialis, lib. 4.

de arte gymnast. cap. 92. et mangonum exemplis, id fi ri posse, jam pridem ostenderat Galenus. Meth. Med. lib. 14, cap. 16 Carnem enim ita elevari, atque ad eam alimentum attrahi certum est. Membra insuper resoluta urticarum virentium fasciculis flagellari solere, ut calor sanguisque in partes penè emortuas alliciantur, in vulgus notum est: Quas plagis ferulæ insuper cædendas Themison voluit, lib. 1, tardar. passion. apud Cæl. Aurelianum, lib. 11. Chr. Cap. 1.

Elidæus Paduanus, Consil. Med. 282, ad faciliorem variolarum eruptionem tenella etiam, et innoxia infantium corpora, urticarum earundem incussu converberare non veretur. Monstro ferè simile est, quod de verberum usu in alvi obstruçtione refert Thomas Campanella, ordinis Prædicatorum Monachus, quem Neapoli Campaniæ olim novimus. Is Medicinalium, lib. III, cap. 5, art. 12. Princeps Venusiæ, inquit, Musicâ clarissimus nostro tempore, alvum deponere non poterat, nisi verberatus à servo ad id adscito. Addit, posse hoc metui dari, cogenti spiritum ad interiora; quod nunc non disputo.

Esse verò, qui in venerem virgarum plagis stimulentur, aut in libidinem verberibus accensi despument, partemque illam quâ viri sumus, ad flagelli numeros sonosque insurgere; hoc illud erat quod asserenti mihi tam facilè credi non posse putabas. Faciam tamen ut id credas, mi Cassi, ubi testimoniis auctorum non proletariorum, non vice simplici id usu venisse ostendero, atque argumenta insuper dixero rationesque, ob quas fieri id ita potuisse, vel alii putarint, vel ego existimem. Nec tamen nunc de urticarum viridium in inguina incussibus verborum multum faciam. Iis enim brevitatem virgæ virilis, si sterilitas ob eam metuatur, emendari, virgamque magnificari, adfirmat Menghus Faventinus, Pract. part. II. cap. de passion. memb. generat. Iisdem langue item aut sopitam Venerem excitari, vel Petronius tuus docere te poterit. Apud eum Eucolpius. » Funerata erat pars illa corporis, qua quondam Achilles fuerat et frigidior rigente bruma confugerat in viscera mille operta rugis, lorumque in aquâ, non inguen erat; » ut verba sonant auctoris. Huic cum Enothea, Priapi Sacerdos promisisset, fascinum tam rigidum reddituram, ut cornu; nasturtii succum cum abrotono miscet, perfusisque ejus inguinibus, viridis urticæ fascem comprehendit, omniaque infrâ umbilicum lentâ manu cædit.

Ego de verâ fortique flagellatione, tecum acturus sum, deque eâ primùm nunc audiemus Joan. Picum, Mirandulæ Comitem, qui seculo abhinc uno ac dimidio vixit. Is, lib. 3, contrà Astrologos, cap. 27, de familiari quodam suo. « Vivit adhuc, inquit, homo mihi notus, prodigiosæ libidinis et inauditæ. Nam ad Venerem nunquam accenditur, nisi vapulet. Et tamen scelus id ita cogitat; sævientes ita plagas desiderat, ut increpet verberantem, si cum eo lentius egerit, haud compos plenè voti, nisi eruperit sanguis, et innocentes artus hominis nocentissimi violentior scutica desævierit. Efflagitat miser hanc operam summis precibus ab eâ semper fæminâ quam adit, paerbetque flagellum, pridiè sibi ad id officii aceti infusione duratum, et supplex à meretrice verberari postulat: à quâ quantò cæditur duriùs, eò ferventiùs incalescit, et pari passu ad voluptatem doloremque contendit. Unus inventus homo, qui corporeas delicias inter cruciatus inveniat; et cum alioquin pessimus non sit, morbum suum agnoscit et odit. Hæc Picus; ex quo rei meminêre Joan Nevizanus, *Silvæ nupt.* lib. 1, num. 130. Thom. Campanella, loco adducto. Quod si animi non fallor, idem etiam cum Pici hoc familiari ille fuit, cujus Cælius Rhodiginus mentionem facit lect. antiq. lib. 11, cap. 15, et ex Cælio Andreas Tiraquellus in lege connubiali 15, num. 5, Ita autem Cælius:

« Non multis ante annis vixisse quemdam in veneriis non gallinaceæ salacitatis, verùm ingenii stupendi maximè, quod que vix impetret fidem, ex adjuratissimis compertum est: qui quò pluribus affectus fuisset plagis, eò impetuosiùs ardentiùsque in concubitum ferebatur præceps. Fuit omninò mira res : nescires utrùm affectaret avidiùs verbera, an coïtum : nisi quod illorum mensurâ libidinis voluptas constabat. Proindè extentis precibus difflagellari exposcebat pridiè quàm id pateretur, flagello aceti asperitate obdurato. Quod si converberator lentiùs agere fortè visus, velut exstimulante rabie, conviciis incessebat : nec factum sibi satis arbitrabatur, ni inter cædendum sanguis se ostendisset. Unus, opinor, mortalium inventus, qui eodem impetu in supplicium ferretur, ac delicias : quique inter tormenta, sensuum titillationes, ac æstuantem pruritum vel expleret, vel incenderet. » Accedat his alius consimili naturâ præditus ex Othone Brunfelsio medico celebri : quem is, in Onomast. Med. in verbo coïtûs, apud Monachiam, Bavariæ Ducum sedem, suo tempore vixisse, et cùm uxore res mariti agere nequivisse, nisi acriter antè flagris concisum, testatur.

Addo (1) exemplum, quod dum Lubecæ hic ago, contigit. Civis quidam Lubecensis, butyri et caseorum propolâ, in plateâ habitans, quæ à molendinis nomen invenit, præter alia facinora ob commissum adulterium ad magistratum delatus, caussâque cognitâ

---

(1) L'édit. de 1665. in-32, ajoute : verò et recens nuperumque.

urbe excedere, ac solum vertere jussus fuit. Meretricula, cui is adsueverat, coram Senatoribus judicio criminali præfectis, quos vulgò die Gerichts-Herren vocant, confessa est, nunquam illum acrius, quàm virgis prius secundum dorsum ab se difflagellatum, arrexisse, et virum se præstitisse: officio verò peracto, nisi denuò flagris cæsum, vix ultrâ quidquam patrare potuisse. Adulter ipse idem prius ò quidem negare: seriò tamen et severè interrogatus, non inficias ire. Testes do ipsos judicii criminalis id temporis Senatus nomine præfectos, Thomam Sterningium, et Adrianum Mollerum, amicos meos, etiamnum, ut nosti, superstites. Pauci insupersunt anni cum in primarâ confederati Belgii urbe, vir in non parvà dignitate constitutus venerique admodum deditus deprehensus fuit cum muliercu'â quadam consuevisse; cum quâ tamen nisi flagellorum ictibus excitatus, vix aliquid patrare potuerit. Hic verò re ad magistratum delata, officio motus, pœnam dedit lasciviæ, diù que.

Hæc fuit in toto notissima fabula vulgo.

Quibus exemplis, cum fidem, ut puto, derogare nec velis, nec possis; videamus nunc tandem an aliqua monstrosæ hujus rei, ut videtur, reddi possit ratio. Si Astrologos consultum eas, rem omnem illi in astra referent, et cœlum accusabunt, quod peculiari occultoque influxu peculiarem ejuscemodi ac prodigiosam fere naturam hominibus aliquando conciliet. Damnatam nempe dicent, ut Picus ait, in hominis geniturâ Venerem, atque adversis ut alio modo minantibus radiis flagellatam, qua de re pluribus edocere nos satagit Franc. Junctinus, de judiciis nativit. cap. 6, Verùm cum cœlum et astra caussae sint universales et quae tam particulares effectus in uno atque altero individuo caussare nequeant, rejicit eas non immeritò Picus, et causam proximiorem quærit. Putat autem eam in familiari suo fuisse consuetudinem. Ita enim in narratione illa pergit: « A quo, diligenter tam insolitæ pestis caussam cum sciscitarer; à puero, aïebat, sic adsuevi. Et me rursus consuetudinis caussam interrogante, educatum se cum pueris scelestissimis, addidit, inter quos convenisset hæc cædendi licentia, quasi pretio quodam, mutuum sibi vendere flagitiosâ alternatione pudorem.

Ejusdem est sententiæ Cœlius, Pici ut historiæ, ita et opinionis in caussâ adsignandâ, transcriptor; cujus hæc verba: » Quod nec mirum minus est, non latebat hominem flagitii inusitata species, seque in eo execrabatur, ac sibi ipsi erat infestus. Cæterùm consuetudine depravatâ amplius prævalente, utebatur vitio, et improbabat. Irroborârat verò ea, radicesque egerat altiûs, quod ita erat assuetus puer, communicatâ stupri fœditate inter æquales, plagarum allectatione. Documento inde præsigni, quantum moribus inolescendis educationis possit ratio. Hæc illi. Ego verò non nego, consuetudinis vim esse magnam; ac ferè in naturam eam abire, pridem me docuit Aristoteles, lib. de memor. et reminisc. cap. 3. et lib. 7. Ethic. cap. 10, et notavit Ennius ubi ait :

Usus longus mos est,. ac meditatio crebra,
Hunc tandem assero naturam mortalibus esse.

Eleganterque ostendit Galenus, quantam vim et potentiam consuetudo in omnibus rebus habeat, lib. de consuetud. cap. 2 et 3, alteramque naturam vocat, lib. 2 de temper. cap. 4 et lib. 3 de simplic. cap. 18. Fortè etiam in Cœlii illo, aut Pici exemplo, successu temporis consuetudo aliquid ad rem facere potuit. At in altero Brunfelsii, aut quod ego commemoravi, caussa illa non procedet. Et cur alii ejusdem sodalitatis pueri, cum Pici familiari idem non passi sunt? inquit Thomas Campanella superius adducto loco. Consuetudo enim particulariter tantùm aliquid caussat, atque in uno aut altero saltim individuo. Neque omnes isti quos recensuimus, ab ineunte ætate flagitiosâ illâ alternatione pudorem sibi invicem vindidisse aut flagris in Venerem primis ab annis se invitasse, verisimile est. Gratulamur nos Germaniæ

Germaniæ nostræ, quod scelera ista perversæ Veneris, et puerorum contumeliae, aut mutuae alternaeque marium inquinationes in ipsâ ferè ignorentur, aut ab aliquo fortè perpetratae (si tandem exemplum reperias) severè flammis ultricibus puniantur. « Nihil tale novere Germani : et sanctius ad Oceanum vivitur, dicebat olim de majoribus nostris Quintilianus, Declamat. Pro milite Mariano, cujus pudicitiam tentaverat Tribunus; quâ de re plura diximus in Comment. ad jusjur. Hipp. cap. 18.

Cum itaque nec astra, nec sola consuetudo in caussa sint, ob quam flagra libidinem concitent, videamus porro, num alia quaepiam subesse queat; quam ut investigemus, utique paullo altius nobis res fuerit arcessenda. Sciendum igitur, flagellationem istam, virgarumque incussus, non alibi quam in dorso factos : quod et meretricula Lubecensis illa confessa est, et de caeteris aequè certum est. Neque enim partes illae, quibus viri sumus, virgarum flagra et quidem ad sanguinis eruptionem, ferre queunt : et communiter flagra tergo sive dorso incutiuntur. Dorsi autem potissimam partem absolvunt lumbi. Pars nempe illa corporis, cujus fundamentum sunt quinque vertebrae, quae post thoracis vertebras locatae, ad os sacrum continuantur. Has musculi, et cum adipe cutis extrinsecus tegunt, intrinsecus musculi succingunt, quos Graeci ψόας appellant. Iis porro incumbunt renes, dexter et sinister, unus in quoque latere, et quatuor ferè vertebrarum spatium suâ magnitudine occupant; ac venae cavae arteriaeque magnae annectuntur. Tam à venâ autem cavâ, quam arteriâ magnâ, et insignia renes in se recipiunt vasa, quae emulgentia vocant; uterque nempe utrinque vas unum; venam et arteriam: quae per ramos deindè in ipsam eorum substantiam variè disperguntur. Dextra parte venae cavae, sub ipsa emulgente, oritur seminaria vena dextra, et eodem loco ex arteriâ magna, arteria seminaria utraque ad testiculum dextrum descendens. Parte sinistrâ, arteria seminaria ex magnae arteriae trunco, vena verò seminaria ex sinistrâ venâ emulgente profectae, sinistro testiculo inseruntur. Nec desunt nervi, qui ex spinalis medullae portione, in praedictis vertebris contenta, ad renes mittuntur, nec in eorundem tantum tunicas, sed substantiam quoque pertingunt. Ex ipsâ demum cavitate renum, ureteres producti vesicae implantantur. Hae partes omnes, ut unâ lumborum apellatione venire possunt: ita unum communemque etiam iis usum adsignari par erat, ut rectè statuit Marsil. Cagnatus, Variar Lect. lib. 4, cap. 7. In singularum quidem partium usum, ossium, musculorum, renum, vasorumque, sat accuratè anquisivere auctores, at quem in commune omnes conferant, insuper habuerunt investigare. Cagnatus omnes, quemque tamen suo modo, semini tum elaborando, tum ipsi generationis operi perficiendo, quod naturalissimum vocat Philosophus, lib. 2. de An. text. 35, dicatos censuit. Neque aliò videntur inclinare Hieron. Montuus, Pract. part. 1, lib. 4, cap. ult. et è jurisconsultis vestris Andr. Tiraquellus, L. Connub. 15, num. 40, 41, 42. Atque id quidem non immeritò, nec temerè. Tale quid enim et lumbis, et renibus, ac lateribus, tum sacrae litterae, tum antiquitas omnis, sivè sacros, sivè profanos scriptores consulas, unanimi consensu jam olim attribuerunt. Et sacrae quidem litterae opus generationis lumbis non uno in loco deferunt, ut Genesios, cap. 35, vers 11. Reges de lumbis tuis egredientur; et apud Apost. Epist. ad Hebr. cap. 7, vers 5. Filii Abraham, dicuntur, egressi de lumbis ejus; et vers. 10; Levi in iisdem fuisse dicitur. Unde Basilius magnus, comment. In Esaïae cap. 16 in plerisque, inquit, scripturae locis, lumbus sumitur pro genitalibus membris et Origenes, dum Homil. 1, in illud Psal. 37, v. 8. » Lumbi mei impleti sunt illusionibus : commentatur; in lumbis, inquit, humanorum seminum receptaculum esse dicitur, exquo illud genus indicatur peccati, quod per libidinem geritur. Et proverbium est apud Hebraeos, ut lumbos praecingere, aut succingere, dicant pudicitiam servare et à libidine sibi temperare. Hoc respectu Jehovah ad Jobum, Jobi C. 38, v. 3 et C. 40, v. 2. » Accinge sicut vir lumbos tuos, h. e. sicut vir fortis restringe luxuriam : ut in iis sit, inquit Isidorus, Orig. lib. 11, cap. 1, resistendi praeparatio, in quibus libidini est usitata dominandi occasio. Conferidam Suin voce PSOA.

Huc trahit D. Hieronymus Comm. in Nahum, illud prophetæ c. 11. v. 1. contemplare viam tuam, conforta lumbos, robora virtutem valdè. Uti et illud de Joanne Baptista, Matth. c. 3. v. 4. » Habuit zonam pelliceam circà lumbos suos. Quem proindè nos mitari jubet Gregorius Nazians. Orat. 42. et Nicetas in comment. ibid. Neque aliter intelligendus Esaïas, cap. 32. vers. 11. Jeremias, cap. 1. vers 17. D. Paulus ad Ephes. c. 4, vers 14. Neque Salomo, qui de muliere forti et pudicâ ait : Accinxit fortitudine lumbos suos. Proverb. ult. vers 17. Apud D. Petrum verò Epist. 1. cap 1. vers 13. succinctum esse lumbos mentis, est luxuriam à cogitationibus arcere, ait Montuus loco laudato. Fallor etiam, an et Romani huc oculum intenderunt? quando cinctum esse, modestiae, disciplinae, modestique animi putarunt argumentum, discinctum vero mores dissolutos notare : quâ de re plura dixi in Mœcenate. Hodiè in Gallis moris est, ut iis, quibus Apollinaris laurea tribuitur, fasciâ sericiâ, tanquam insigni quopiam lumbi succingantur. Eo Franc. Ranchinus

Comm. in Jusjur. Hipp. castitatis neccesitatem in Medicis notari censet; Zonam enim renum coërcitionem indicare, et effrenatae lumborum cupiditatis abstinentiam. Hinc Dianam, castitatis Deam semper zonam gestare ab antiquis creditum : Hinc zonam solvere in verbis esse nuptis, et virginatatis imminutionem notare. Et rectè Aëtius, Tetrab. I. serm. III. cap. 8. Venéris usum nocivum esse ait illis, qui lumbos aut renes habent imbecilles, atque idcircò Elumbes dicuntur. De iis est proverbium apud Eustatium in navium catalogo.

ὀσφὺν κατηγὼς, ὥσε Μυσιὸς ὄνος.

Lumbos solutus, tanquam asellus mysius :

quod Hadrianus Junius, cent 6. ad. 48 explicat de mollibus, effeminatis et elumbibus. Nec aliam obcausam Petronio in Satyrico lumbi soluti, sunt Venere enervati. Sed et podagricum se esse, inquit, lumborumque solutorum, omnibus dixerat. Tales Catullo Epigr. 16. sunt;

Qui duros nequeunt movere lumbos.

quibus opponit Martialis lib. 5. Epigram 79.

Lascivos docili tremore lumbos.

Et Auctor Carminis liberi fluctuantes lumbos. Carm. 18.

Ecquando Thelerusa circulatrix
Crissabit tibi fluctuante lumbo.

Fluctuare enim est crebrò moveri, et ad exemplum fluctuum inquietari. Græcis est μικνᾶσθαι,

Latinis crissare. Indè ῥίκνωμα impudicae saltationis genus. Quale est quod nostris hodiè moribus il Bergamasco vocamus et non nisi à personatis desaltari solet. De illo Juven. sat. 11.

Plausu que probatæ
Ad terrum tremulo descendunt clune puellæ.

Arnobius libro 2 « lasciviens multitudo incompositos corporum dissolveretur in motus, saltitaret et cantaret, orbes saltatorios verteret et ultimum clunibus et coxendibus sublevatis, lumborum crispitudine fluctuaret. Vide in epistolis graecanicis epistolam Megara ad Bacchidem de Thryallide, si lubet. »

Et respicit huc Persius Sat. 1, ubi de lascivis versibus, et quae libidinantem pruritum auditoribus excitant, ait:

Cum carmina lumbum
Intrant, et tremulo scalpuntur ubi intima versu.

Et Juvenalis Sat. 6, de tibiis Sacerdotum Bonae Deae:

Nota Bonae secreta Deae, cum tibia lumbos
Excitat, et cornu pariter vinoque feruntur.

Quare etiam Isidorus loco adducto lumbos ob libidinis lasciviam dicto vult, quod viris caussa corporeae voluptatis in ipsis resideat.

Nicolaus Perottus, in Cornucop. pianius à lubidine seu appetentiâ deducit. Esse enim lumbos à lubendo, insertâ M. litterâ, quod saepè usu venit. Ita « cumbo à cubo, à pago, pango, à frago, frango, » ait doctissimus Matth. Martinius, in Lexico Etymol.

Atque ut lumbis, ita et renibus, lumborum parti, et quidem principi, si conformationem spectes, idem officium tribuitur. Hos enim ad generationis officium facere lib II. Reg. Innuitur, cap. 7, vers. 12. Filius qui egreditur de renibus tuis.

Undè Tertullianus lib de carnis resurrect. vocat renes conscios seminis.

Hesychius Presbyter, quem corruptè Isicium vocant, Comment. in Levitic. lib. I « Renes, inquit, sunt coïtalium seminum ministeria : et mox : in renibus coïtalis operationis sunt semina. »

D. Augustinus enarrans Psalmi 7, v. II, scribit nomine renum delectationes Venerias intelligi. D. Hieronymus Comm. in Nahum Prophetae, c. II. « Omnia, ait, opera, quae ad coïtum pertinent, renum appellatione venire, » quod ferè repetit Comm. in Ezechiel. c. 16.

Verba insuper illa Jeremiae, c. 17, vers. 10, et Apocalyps. c. II, vers. 20, scrutans renes et corda; Nicolaus Lyra explicat: « examinans et puniens concupiscentias et cogitationes malas. Per cor nempe cogitationes, per renes in sacris litteris concupiscentiae intelliguntur. Itaque Psalmog. Ps. 26, v. II.

Deum rogat, ut renes ipsius et cor urat; et ex ipso Ecclefia in Hymno illo. « Ure igne sancti Spiritus, renes nostros, et cor nostrum, Domine; ut tibi casto corpore serviamus, et mundo corde placeamus.

Et communiter Theologi per id, quod Exodi 12, vers. 11, praecipitur iis, qui agnum paschalem comedebant, ut renes accingant, intelligunt refraenationem libidinis. »

Ausonius renibus uti, usurpavit pro libidini indulgere, Epig. 13. Utere rene tuo. Et vulgò joculari sermone nostratibus renes purgare dicuntur, qui Veneri litant.

Quae causa est, cur Hippoc. lib. de morb. int. Aristoteles, Prob. sect. 6. Probl. 11. Galenus lib 6. Epid. Comm. 6. Aëtius Tetrab. 1, serm. 3, c. 8. Avicenna lib. 3 fen. 8 tract. 11, c. 11, plurimique Medicorum alii, Veneris usum nimium renibus obesse nos docuerunt. Hinc est, quod renes olim Veneri dicati erant.

Fulgentius enim lib. 3 Mytholog. in fabulâ Peleï et Thetidis, ex Democriti Phisyologiâ, memor libro refert Ethnicos,. quod singulas partes in homine singulares Deos obtinere putarent, Jovi caput, Junoni brachia Minervae oculos, Neptuno pectus, cinctum Marti, renes Veneri, Mercurio pedes adsignasse.

Quod si etymologiam denique nominis et originationem inquisieris, Varroni, Romanorum doctissimo, ut vocat Quinctilian. Instit. orat. lib 10, cap. 1, renes dicti fuere ἀπὸ τοῦ ῥεῖν, quasi rivi ab his obscœni humoris, puta seminis, oriantur, si Lactantio credimus, lib. de opific. Dei c. 14 et Isidoro, Orig. lib. 11, c. 1. Neque est, ut per obscœnum humorem urinam intelligas, quod quibusdam placere video. Explicans enim Varronem Isidorus, venae et medullae, inquit, tenuem liquorem desudant in renibus qui liquor rursus à renibus calore Venereo resolutus decurrit: quod de urina nemo sanus dictum adserat.

Et Hebraei renes à concupiscentia appellant duplici voce hebraicâ quæ significat, efflictim cupere. Et quia renes in lumbis ad latera sunt siti, haec etiam ad Venerem et opus generationis facere, creditum fuit.

Hinc apud Ovidium lib. 1, Amor. El. 8, pudicissima illa fœminarum, ut credebatur, procorum vires probatura, et robustum latus, arcum ipsis proponit, jubetque νευρὴν ἐντανύσαι.

Penelope vires juvenum tentabat in arcu:
Qui latus argueret, corneus arcus erat.

Nec inficias it Penelope ipsa, in Carmine libero, Epig. 69 ad procos.

Nemo meo melius nervum tendebat Ulisse:
Sive illi laterum, seu fuit artis opus.
Qui quoniam periit, modo vos intendite, qualem,
Esse virum sciero, vir sit ut ille meus.

Undè experiri latus Martiali. Lib. 7, Epig. 57, est Veneris periclitari vires.

Hinc El. 10 Ovidio lib. 2, Amor. lateri vires dare, est concitare in libidinem.

Et lateri dabit in vires alimenta voluptas.

Et Apuleio lib. 8, industria laterum est potentia in rebus Venereis: Fortissimum, ait, adducunt rusticanum, industriâ laterum atque imis ventris bene preparatum.

Juvenali verò et Ovidio lateri parcere, est à Venere temperare. Ita enim ille de Catamito, Sat. 6.

. . . . Nec queritur, quod
Aut lateri parcas, nec quantum jussus anheles.

Hic verò, lib. 2, de arte:

Et lateri ne parce tuo: pax omnis in illo est.

Contrà Martiali lib. 11, Epig. 105, latus rumpere est Veneri nimiam operam dare:

Et juvat admissâ rumpere luce latus.

Et lib. 12, Epig. 98.

Rumpis, Basse, latus, sed in comatis.

Item Tibullo, aut si quis alius est auctor, in Iambis ad Priapum.

Et inquietus inguina arrigat tumor,
Neque incitare cessat usque dum mihi
Venus jocosa molle ruperit latus.

Petronius in Satyrico dixit latus convellere. Timebam, inquit, ne frater latus convelleret. Alibi etiam latera invalida, emerita, exfututa, defecta, et defessa, sunt Venere exhausta. Ovid. Amor. lib 3, Eleg. 10.

Vidi ego cum foribus lassus prodiret amator.
Invalidum referens, emeritumque latus,

Catusus, Epigr. 7.

Cur non tam latera exfututa pandas?

Priapus in Carmine libero, Epig. 15.

Ipsi cernitis: ex fututus ut sim,
Confectusque, macerque, pallidusque,
Defecit latus, et periculosam
Cum tussi miser expuo salivam.

Suetonius in vitâ Caligulae c. 36. Valerius Catullus, consulari familiâ juvenis, stupratum à se Caligulam, ac latera sibi contubernio ejus defessa, vociferatus est.

Apuleius lib. 8. Diù vivas et Dominis placeas, et meis jam defectis lateribus consulas. Ex quibus omnibus tam clarè liquet, ut Plauti verbis hic utar:

Quam solis radii olim, cum sudum est, solent.

Neque novam esse opinionem, aut nuper natam, sed fundamentum habere in unanimi totius antiquitatis consensu, sacrarum etiam litterarum testimonio firmatam, lumbos, lumborumque partes, renesque ad generationis opus facere. Communis autem sententia, seu

Doctorum opinio, ut jurisperiti tui loquuntur, Cassi, non potest totaliter esse falsa. Et probabilia sunt, inquit Aristoteles lib, 1. Topic. cap. 1. Text. 7, « quae ita esse videntur aut omnibus aut plurimis, aut certè sapientibus; atque iis, vel omnibus, vel plurimis, vel iis, quorum spectata et perspecta sapientia et qui hoc nomine clari et illustres sunt. » Quae itaque ei rei subsit ratio, operae pretium nunc porró fuerit inquirere. Simul enim et caussam invenerimus, ob quam lumbis inflictae plagae et flagrorum verbera, libidinis sint incentivum.

Cagnatus quidem, et qui ipsi favere videtur, Montuus, rem omnem lumbis tribuit, quatenus ex iis constituntur partibus, quas paullò antè recensuimus. Ex vertebris nempe, musculis, renibus, venis, arteriis, nervis. Ita tamen ut venis nimirùm et arteriis seminanariis principatum tribuat, ut quae et materiam semini praebeant, albescentemque humorem, qui vel semen jam sit, vel mox futurus, in se contineant, et à se ad testes amendent. Atque ab hoc humore, in venis arteriisque turgente, seminis projiciendi prolubium ait excitari, et pollutiones nocturnas caussari, in iis praesertim, quibus ob decubitum dorsum vasa illa incalescunt. Bartholomaeus Montagnana Consil. Med. 37 et Nemesius Philosophus, lib. de nat. hom. c. 27, renibus, parti lumborum, rem totem transcribunt

cribunt, quod et Joh., Matthæus facit, Quæst. Med. 90. Garyopontus, medicus Ladinus, sequioris tamen aevi, lib. 3. Pract, c. 34, et nuper Cl. Dan. Sennertus, Praeceptor olim noster, et amicus, dum in vivis erat, honorandus, Pract. lib. 3, part. 7, Sect. 1, c. 1. Petrus Laurenbergius in procestriis annotationibus anat. lib. 1, cap. 4, et colleg. anat. disp. 6, th. 17, et noster tandem Gasparus Hoffmannus, Inst. med. Nec tamen omnes illi eodem modo rem explicant.

Barthol. Montagnana quidem, examinans Avicennae locum, lib. 18, fen. 3, c. de renibus et ren. calc. Subtiliter, aït, memorandum est, propter quid renum debilitas ab Avicenna dicatur causa defectus coïtus. Et postquam dixisset, meteriam seminalem perfectionem adaequatam indipisci à testium temperie et facultate, subjungit; materiam eamdem necessum habere praedisponi in membris superioribus, in quibus potentior sit vis digestiva, ut in hepate et renibus : in illo nempe remotius, in his proximius. Et prohindè concludit, impossibile esse semen verum generari, nisi membra illa, hepar nempe et renes, sint debitè complexionata et organizata in complexione et unitate suâ.

Nemesius verò salsedinem tantùm quamdam à renibus ad testes transmitti putat, quae appetitum, aut pruritum potius, in genitalibus excitet, atque ita suo quodam modo

M

ad Venerem faciat. Renes, inquit, sunt sanguinis purgamina, et ad coïtum fiunt causa appetitus. Nam venae quae in geminos delabuntur, per renes transmeant, et illinc acorem quemdam hauriunt appetitum irritantem eo modo quo sub cute genitus acor pruritum facit; et quò geminorum pulpa cute est mollior, eò magis illi ab acore lancinati, furiosam ad egerendum semen irritant cupidinem. Neque aliud innuunt Isidori verba paullò antè adducta. Atquæ eadem ferè est Jo. Mathaei sententia, nisi quod reni sinistro hic plus tribuat, quam dextro. « Vena enim seminalis sinistra, inquit, emulgenti juxtà renem sinistrum implantata, sanguinem multa salsedine aquosa dilutum ad excitandam ὁρμὴν et generationis stimulum subministrat. Laurenbergius in procestriis quidem in genere saltim renes ad generationem facere affirmat. In diputatione autem, quam dixi, non alio ferè modo se explicat, quam Matth. Garyopontus. Ait renes naturâ musculosos esse, et nervos ipsorum inhoerere cavernis, quae genitale semen contineant. Vim nempe σπερματοποιητικὴν ipsis renibus tribuit, atque ita tribuit: ut quodam modo in illis semen elaborari et contineri credat. Quae sententia etiam est Cl. Sennerti, quamvis hic longè aliâ ratione eam proferat, et dilucidius mentem suam explicet, ac proximius ad αὐτοψίαν Anatomicam, quam Garyopontus qui non valdè ejus videtur fuisse peritus. A renibus nempe non stimulum saltim partibus genitalibus communicari ,sed semen ipsum in iis elaborari, atque ab iisdem porrò transmitti censet Sennertus, quem sequitur Hoffmannus. L. C. Idque ex eo primùm Sennertus colligit, quod renes peculiare parenchyma habeant, à cordis substantia, ut adparet, non multùm differens, aut hepati potiùs simile, ut vult Aretaeus, lib. 2, de morb. diut. c. 3.

Peculiari autem parenchymati, quae Galeni est maxima, lib. 6 de decretis Hippocr. et Plat. peculiaris vis sanguinem elaborandi, ut caeterorum viscerum parenchyma, denegari nequit. Et latè probat medicus Kariesatos, Joan. Beverovicius, lib. de calculo renum et vesicae, cap. 2. Deinde, cum vena emulgens venarum omnium à venâ cavâ prodeuntium sit maxima, et plus sanguinis renes advehant, quam iis requiratur alendis : arteria insuper amplior sit, quam seroso humori depurando sit opus, verisimile esse credit, naturam, quae nihil frustra facit, vasa illa tantâ amplitudine numquam efformasse, nisi peculiarem finem spectasset. Quem quidem finem non alium esse concludit, quam sanguinis arteriosi ad renes delationem ut in ipsorum substantia cum sanguine venoso mixtus, et alteratus, semini generando materiam suppeditet, ad testes deinde transmittendam.

Maximè Sennerti sententiam illud confirmat, quod pro diversâ conformatione renum et vasorum renalium, in quibus aliàs valdè ludere solet natura, alii aliis, proniores sunt in libidinem, et ad perpetrandam magis fortes. Exempla habemus apud. Salom. Albertum in observationibus et Joan. Riolanum Antrop. lib. 2, cap. 27, qui Eorum libet cadaver masculum secuit hominis ultimo supplicio ob facinora affecti, in quo uterque se reperiisse scribit tres emulgentes in dextrum renem, venas verò spermaticas in utroque latere ex emulgentibus descendentes. Salom. Albertus ex hoc rectè colligit uberiorem seminis proventum et salacitatem inexhaustam, quaque vix satiari potuerit: dequâ hominem ipsum etiam paulò ante supplicium aït conquestum fuisse. Riolanus suum scribit totum in Venerem fuisse pronum, atque ob Trigamiam, quod tres viventes haberet uxores, strangulatum. Adde Philipp. Salmuth. Obs. Med. cent. I. Obs. 23, qui duos ob rem veneream valdè infames secuit, in quorum posteriori renes maximi, ut ternos, immò quaternos alios humanos aequare possent. Pergit Sennertus et quaerit, qui fiat, nisi sententia haec admittatur, quod sapor ille, ac odor, qui in animalibus pluribus non castratis, per universum corpus diffunditur, maximè tamen in renibus percipiatur, ac potissimùm in animalibus adultis; in novellorum ac teneriorum renibus, dum nondum fœminas ineunt, non reperiatur? addit praeterea ex Oribasio lib. 6. Collect. c. 38, ex retento semine renes male affici; inter calidorum renum signa à Medicis recenseri propensionem ad libidinem, somnia libidinosa, et nocturnas in somno pollutiones; qualitates insuper seminis ex renum constitutione Practicis deduci. Quemadmodum et renes calidos indicat prompta libido et salacitas, renes frigidos Veneris nullum ferè desiderium et appetentia.

Denique in gonorrhaeâ lumbis ad renum regionem pro semine imminuendo aut alterando remedia adplicari, ex Aretaeo docet, lib. 2 Chron. c. 7, et Alex. Tralliano lib. 9. c. 9.

Atque huic Sennerti sententiae probandae, adde quod Plinius habet, lib. 34, c. 18. Plumbum, alligatis lumborum et renum parti laminis, frigidiore naturâ inhibere impetus Veneris: additque exemplum: Calvum Oratorem vasa Veneria sponte naturae erumpentia, usque in morbi genus, his laminis cohibuisse.

Adde Galenum lib. 5; de tuendâ valet. c. ult. lib. 6. de loc. adf. c. ult. et lib. 14. meth. med. c. 7, qui athletas similiter ad pollutiones nocturnas inhibendas, et Veneris impetus compescendos, laminas plumbeas adhibuisse scribit, et lumbis ceratum ex simplic rosaceo, cum aquâ frigidâ subacto, applicasse in priapismo. Cael. Aurelianus. lib. 5.

Tardar. pass. cap. 5, praeter laminam plumbeam, spongias puscâ frigidâ infusas, ut loquitur, circumdandas suadet.

Adde Aëtium, qui cum Theod. Prisciano, lib. 2, c. 11, lumbis non tantùm laminam plumbeam, et refrigerentia adhibet, sed decubitum etiam supinum damnat, ne partes lumborum incalescant, et malum inde augeatur, Tetrab. 1, serm. 3, c. 32 et 33.

Adde Oribasium, Synops. lib. 9. c. 39, et 40 et Paullum Æginetam, lib. 3. c. 55 et 56, quorum uterque idem statuit; hic verò etiam urinas cientia medicamenta, in gonorrhœa prohibet, ne renibus in lumborum regione positis noceant.

Nec latuit haec res Avicennam, qui lib. 3, fen. 18 cap. 9. inter signa renum extenuatorum, et exoletorum, ponit defectum coïtus; et c. 11. caussam debilitatis renum inter alia facit frequentiorem coïtum, et c. 13, ad debilitatem renum corrigendam coïtus suadet abstinentiam.

Nec ignoravit Aaron, Medicus celebris apud Rhasen, lib. 11. Contin. c. 5 qui aït: Si erectio veretri fuerit debilis, erit caussa ex hepate et renibus.

Et trahendus huc Aristoteles, qui animantia alia, praeter hominem, gonorrhœa non laborare ideò putavit, quod in dorsum non decumbant, Probl. sect. 10, pr. 18. Contrâ equi generosiores, ubi ex insessoris subsultu lumbique renesque incalescunt, pronâ libidine feruntur in venerem. Nec videntur hanc rem ignorasse matronae Athenienses, quae in Thesmophorion festo (quando seorsim cubabant à viris,

> Perque novem noctes Venerem tactusque viriles
> In vetitis numerabant,

ut Ovidius loquitur lib. II. Metam. Fab. II.) Ex ἀγνῷ Latini viticem et agnum castum vocant, cubitus sibi sternebant. Vitex enim ille frutex est, seu arbuscula, libidini restinguendae dicata. Igitur ejus folia dorso sibi sternebant, ut eo modo vim seminis generandi, libidinem concitandi in renibus, partibusque vicinis morarentur. Historiae meminere Dioscor. lib. I, c. 116. Plin. lib. 24, c. 9 Galenus, lib. 6, de simpl. med. fac. Ælian. de anim. lib. 9, c. 16.

Neque alia est caussa, ob quam renes animalium, et praecipuè hirci, ad coïtum. Atque ab Aëtio partes quae sunt circà renes Scinci, ad tentiginem fascini excitandam commendantur, loco adducto. 35. Nisi quod analogiam quamdam habeant, et similitudinem cum renibus humanis, ob quam juvare eos credentur, et ad officium generationi destinatum excitare. Quemadmodum et iis, qui minus in venerem sunt prompti, inter alia medicamenta, unguenta calida, non partibus pudendis tantum, sed renum etiam regioni inungenda, prescribi solent; et diuretica valida, ut cantharides, ac decubitus in dorsum imperari; ut et renes hoc pacto incalescant; et semen ac testes concitetur, ad qui in Venerem frigidi languent, reaccendantur. Undè Rhases lib. II. Contin. c. V. Quoties, inquit, fricantur lumbi cum medicinis calidis, veretrum crescet in erectione, et magnificabitur.

Et Misish Arabs, in Summâ apud eundem Rhasen; Calefactio dorsi, ait, subvenit ad luxuriam: (h. e. facit irritandae libidini) et sicut infrigidatio ejus et dormitio super folia frigida, diminuit luxuriam, ita calefactio auget in luxuriâ mirabiliter. Ex quibus omnibus primum hoc concludimus, facere quidem ad Venerem exercendam lumbos, ut ex partibus suis constituuntur, et cum primis venas et arterias, ut quae materiam ac spiritum deferant, quod volebat Cagnatus; praecipuum tamen organum esse renum παρέγχυμα, cujus beneficio semen primùm incipiat elaborari, persici deinde porrò, et aequabilitatem indipisci in vasis, quae et Sennerti, ut patuit, et nostra est sententia. Nec tamen de nihilo est, quod Nemesius notabat cum Isidoro, et Matthæus insuper et Laurenbergius, salsedinem quandam, et serosam materiam simul semini communicari et tentigini excitandae à renibus ad testiculos adimplaustrari, quod verbi ac ipsâ in re usurpat Papias Grammaticus, in Vocabulario.

Concludimus porrò, flagra dorso sivè lumbis inflicta, quia partes semini generando dicatae, ac semen ad genitales partes deferentes, ab iis incalescunt, in Venere excitanda, aut libidine, multum posse. Undè non mirum extincti illos pudoris bipedes libidinisque abominandae victimas, de quibus egimus, aut alios nimiâ Venere exhaustos, lumborum partibus defectis lumbisque solutis, à flagris remedium quaesivisse. Horum enim incussu partes refrigeratas verisimile est rursus incalescere, ac materiae seminali fervorem conciliari, accedente praesertim partium verberatarum dolore, qui facit, ut uberiùs sanguis, spiritusque attrahantur; donec calore ipsis etiam generationis instrumentis communicato, male feriatae voluntatis desiderium expleatur, et naturâ etiam invitâ, atque ultra modum potentiae suae vi in flagitia adigatur. Haec mea est sententia, mî Cassî.

At inquies, illi quidem, de quibus tu agis, abominandâ libidine exhausti, ut illicitam Venerem continuarent, porròque in eodem scelerum cœno se volutarent, remedium hoc usurparunt. Quaeris autem; postquam res ita habet, an non eodem non secus ac medicamentis aliis, citrà crimen ac reprehensionem uti is etiam possit, qui licitae quidem Veneri addixit operam, latera tamen, et quae praeterea utramque hic paginam implere debebant, languidiora experitur, aut planè, ut Virgilii utar verbis, ex lib. 3 Georg.

Frigidus in Venerem senior, frustràque laborem
Jucundum trahit, et si quando ad prælia ventum,
Ut quondam in stipulis vanus sine viribus ignis
Incassum furit;

ut creditricis etiam, non dicam debito, sed nec τῷ interesse saltim sit solvendo? Quidni, verò amice Cassi? Te quidem, remedii id genus ut turpes minimè opus habere, juramento quinquagenario contendere paratus sum. Aliud nempe de te, qui medicus audio, atque hac in re ex artis praescripto judicare quidpiam aut possim, aut debeam, non falsus conjectator pridem praesumpsi. Aliud modo testatur nuptae novellae et musteae uterum recenter verminans, testis omni exceptione major, et cui fides meritò arbitranda, cui felicem etiam justo tempore λύσιν Deum poscimus. Ut cum aliis idem communices remedium, si qui sint, qui opus habeant difflagellatore,

Qui validè intorto verbere terga secet,

nullos vetabò. Α'Φθόνυσ esse oportet non Μυσῶν tantum θύρας quod vulgò dici solet, sed ἰατρῶν maximè.

Invidentiae enim crimen, ut Scribonius Largus aït in Epistolâ ad C. Julium Callistum, cum omnibus invisum esse debeat, tum praecipuè Medicis: in quibus nisi plenus misericordiae et humanitatis sit animus, secundum ipsius professionis voluntatem, omnibus Diis et hominibus invisi esse debent.

Ego tamen in tui saltim gratiam, ὦ φίλον κάρα, cum ita volueris, animi mei sententiam liberius paullò tibi explicare volui. Tu boni qualia consule, et me tuum porrò ama, quod facis, jocisque innoxiis, qui in seria tamen ducunt; veniam impertire et bene vale.

Lubecae, Kal. sext. anno 1639.

VIRO SUMMO
THOMÆ BARTHOLINO,
HENRICUS MEIBOMIUS.
S. D.

RESPONSARIAS meas nuper rectè tibi redditas esse, ex magni Simonis Paulli optimo filio Christiano Paullo lubens intellexi. Significat verò idem mihi nomine tuo, velle te parentis mei Johan. Henr. Meibomii epistolam de flagrorum in re veneriâ usu, renumque et lumborum officio, typographo recudendam dare. Quare nihil mihi gratius potuit accidere. Traxit quidem epistola illa originem ex liberioribus in convivio jocis, est que illius editio, parente inscio, Lugduni Batavorum procurata à magno illo viro cui inscripta est. Placuit tamen pluribus praestantibus in Europa viris, est que in publicis etiam scriptis à quibusdam laudata. Quin, cum initio pauca tantum exemplaria essent excusa, inter amicos distribuenda, caepit desiderari ab eruditis et auxiè inquiri à curiosis, cum argumentum nescio quid haberet ἑλκυστικόν Dolui ipse saepius me amicis desiderantibus ejus copiam facere non potuisse; nolebam tamen eam iteratò imprimendam dare, partim, quod non omnia illius probarem

rem, partim, quod inter prima famae incrementa illorum censuram incurrere nollem, quibus jam tum hae tinctae sale pruriente chartae nimis fescenninae videbantur. Interim tamen antè paucos annos vel Lugd. Batav., vel alibi, nescio quo editore, recusa est, quod quidem non aegrè tuli, si tamen eâ de re admonitus fuissem, luculentior prodiisset editio. Nunc verò valdè mihi gratulor, quod tibi quoque, quem inter primaria sua decora Europa numerat, ita placuerit, ut imprimendam iteratò censeas, novis accessionibus per te auctam. Tibi jam ab illis ambitiosè tristibus periculum nullum est, nec metuis, ne

> Rugato Cato tetricus labello
> Nasum Rhinocerotìcum minetur.

Quin sacra haec aliter non constant, nec Vestalibus aut horribilibus Sabinis nos scribinus, sed medicis. Meretur verò argumentum illud examinari accuratius, nec dubito à Te magni ingenii et lectionis infinitae Viro, omnia esse adducta, quae ornare illum locum possint. Cum tamen edita epistola quaedam margini sui exemplaris adscripserit parens, ea debitis locis inserta, locupletandae editioni, transmitto. Sunt dein nonnulla in hac epistolâ, quae sapiunt anti-Harveïana tempora, in quibus malo ipse optimi parentis mei errorem agnoscere, quam defendere, cum praesertim ipsi non cum aliquot tantum doctis, sed cum aliquot sœculis sit communis. Nostri illud Celsi tui : « levia ingenia, quia nihil habent, nihil sibi detrahunt. Magno ingenio, multaque nihil ominus habituro convenit etiam simplex erroris confessio. Et cur non mereatur veniam error, in quem non tam pertinacia aliqua, quam aevi infelicitate incurrit ? Illa quidem, quae in initio epistolae de curatione morborum per flagellationes refert, aliorum nitantur auctoritatibus, nec dubii multum habent. Videntur autem recentiores remedia illa, malo ipso si non majora, ingrata tamen, in superferè habuisse. Illam tamen maniacorum per verbera curationem, cujus ex Cælio Aureliano, Rhase, aliis que meminit, superiori adhuc seculo in Anglia fuisse usitatam, quamvis medici ejus non meminerint, disco ex Bodino qui libro quinto de Republicâ ita loquitur : « Insania vero interdum in furorem abit : quod furoris genus verberibus mitescit. Nam Londini furiosorum hominum multitudo eodem coacta domicilio verberibus acerrimè castigatur quartâ-decimâ lunâ, quae major vis est furoris, tumente cerebro. Cujus rei me commiseratio cum cœpisset, intellexi à curatoribus salutarem esse furoris medicinam. »

Fœminis apud Romanos palmae feriebantur, credebatur que hinc prœgnantibus facilior partus, sterilibus autem fœcunditas accedere. Sat id superstitiosum erat, fiebatque à Lupercis tantum, amiculo Junonis sivè pelle caprinâ, ut docet Festus, induti; rident que ipsi Romani, ut apud Juvenalem sat. 2, videre est. Somnambulos, dum noctu surgunt, probè verberandos esse nonnulli censent, id quod feliciter cessisse certo exemplo mihi cognitum est, malo per verbera atrocia feliciter depulso, nec unquam recurrente. Recenset dein parens flagellationum ad libidinem concitandam factarum historias, mox que in causas inquirere incipit. Rejicit autem primùm astra, dein consuetudinem, à quâ solâ rationem hujus rei deduci non posse, satis, ni fallor, fecit manifestum. Id verò considerat, flagellationem illam non alibi, quam in dorso, lumbis que factam, hinc que eruendam veram causam censet. Ostendit igitur, cum sacras litteras, tum antiquitatem omnem unanimi consensu lumbis renibusque et lateribus suas in generatione seminis et Veneris usu partes deferre. Et non pauca quidem ex variis scriptoribus adduxit; possent autem longè plura ejus generis, ex poëtis potissimùm adferri, nisi res jam tum clara esset. Ideòque id apud me quoque certum, lumbos plurimum ad negotium Veneris facere. Quod verò dein probare suscipit, à renibus in lumbis sitis semen primum elaborari, et si multos praeclaros viros et qui ante et qui post eum vixerunt habeat ἐμοφήφους, mihi necdum probavit. In confesso enim hodiè est apud veritatis scrutatores sanguinem per arterias emulgentes ad renes deferri, renibus autem per emulgentem venam in cavam et indè in cor redire: arterias spermaticas sanguinem ex arteriâ magnâ accipere, venas spermaticas eundem à partibus seminalibus, partim in cavam, partim in emulgentem venam reducere: qualis sanguinis motus ex valvularum in his venis constitutione manifesto probatur. Patet autem indè, nihil à renibus ad testes per vasa descendere. Interim verum manet, lumbos calidos ad Veneris opus facere, frigidos illud impedire, rectè que à medicis ad libidinem excitandam aut supprimendam calida vel frigida lumbis apponi. Ut enim parens meus ipse ex Cagnato, Montuoque observavit, sunt in lumbis majora vasa sita, in quibus si sanguis incalescit necesse etiam est, per arterias spermaticas eum calidiorem tandem defluere, ipsam que seminalem materiam facilè mobilem in fervorem agi. De Renibus ita censeo. Si incaluerint solito magis, sanguini per venas emulgentes relabenti majorem calorem communicari, cum que continuo ad renes sanguis accedat, relabatur que, potest à renum calore toti sanguineae massae calor communicari major, undè etiam per arterias spermaticas sanguis calidior descendit. Hinc que explicari potest, cur quibus calidi renes, ii ad libidinem propensi, et quae alia φαινομένα ad suam sententiam probandam adduxit parens. Fortè etiam aliquando in illis, quibus jam tum calidus est sanguis, sunt que proindè libidinosiores, renes etiam calidi à sanguine continuò accedente fiunt, ceu notum est medicis, ubi errore diaetae incaluit sanguis, renum peccatum facillimè luere, quia ad eos prae aliis partibus magna quotidiè sanguinis copia accedit. Tum igitur non tam à renum calore dependet libido, quam à communi causâ, sanguinis nempe calore et libido et renum calor. Porrò jam ita rem explico. Per verberum incussus calefit in lumborum vasis, quà minoribus, quà majoribus sanguis, tandemque in ipsis etiam renibus, inde tota massa sanguinea demùm, ideòque et per arterias seminales fervidior elabitur, immò copiosior quoque, dum per illorum scelestorum ad Veneris praelia se parantium libidinosas cogitationes concitatur quodam modo versùs spermaticas partes effervescens sanguis. Ita et per decubitum molliorem, supinum, seminis profluvia incalescente sanguine concitantur. Equitantes in Venerem pronos fieri notum est, annotatumque jam tum in Centone problematum quae sub Aristotelis nomine circumferuntur, sect. IV. probl. 12. Rationem autem hancreddit auctor διὰ τὴν θερμότητα καὶ τὴν κίνησιν τοῦτο πάσχουσι, ὅπερ ὂν τῇ ὁμιλίᾳ propter calorem et agitationem ità afficiuntur, ut in coïtu solent, planè ad mentem meam. Incalescit enim per motus illos successiones que equitantium sanguis in vasis lumborum, promoveturque sanguinis per Aortae truncum descendentem motus et ita etiam versus partes seminales. Contrarium quidem testari videtur Hyppocrates, lib. de aër. aq. et loc. ineptos nimiùm ad Venerem fieri eos, qui multum equitant. Verùm explicandus ille est de continuâ Scytharum equitatione, quae ad lassitudinem usque fit, corpusque debilitat ac resolvit, et ita Veneris stimulos supprimit. Ea verò de quâ ex Aristotele diximus, equitatio moderata intelligitur, per quam incalescant tantum lumbi. Non placet nunc progredi et distinctè quo libet ad examen vocare, quae Parente meo adducta sunt, argumenta cum praesertim ea, quae Sennertus habet, parenti pleraque memorata, jam tum satis feliciter discusserit Nath. Highmorus, Anatom. Operis lib. I. part. 3, cap. 4. Retinent interim suam certitudinem multa à Parente proposita, rejectâque tantum illâ de Renum vi σπερματοποιητικῇ sententia, reliqua fere plana sunt. Fortè ex recentioribus nonnulli ex suis hypothesibus aliter illa φαινόμενα explicare conarentur, quomodo Vir quidam ingeniosus qui seminis materiam chylum, non sanguinem, sibi firmiter persuaserat, per verbera in lumbis calefieri ampullascentem ibi chyli alveum, tumque ad partes genitales materiam quoque seminis magis moveri, arbitrabatur. Possem longè alia adferre, quibus hodiè commentum illud de succo nervoso placet, quem semini quoque materiam praebere existimant. Verum in illarum hypotheseon veritatem inquirere, non est hujus loci. Video autem hic verum esse, quod de omni impensarum genere dicebat olim Grœcinus apud Columellam: plerosque nova opera fortius auspicari, quam tueri perfecta. Meam tamen, quam de sanguinis in lumbis incalescentiâ proposui sententiam, non hypothesibus, sed certis probatisque niti arbitror; Quod si tibi quoque, Vir magne, placuerit, longè magis in eâ confirmabor. Vale. Scripsi Helmstadii in Academiâ Julia.

Prid. Kal. Sept. ann. 1669.

NOTICE

Des auteurs cités dans l'Ouvrage de J. H. Meibomius, et que j'ai consultés pour corriger cette édition.

FESTUS. Titus et Asclépiade. Cœlius Aurelianus Rhasès. Antoine Gaignier. Valescus de Tarente. Sénéque. Juste-Lipse. Jerôme Mercurialis. Galien. Thémison. Elidœus de Padoüe. Thomas Campanella. Menghus Faventicus. Pétrone. Jean Pic, Comte de la Mirandole. Jean Mévisan. Cœlius Rhodiginus. André Tiraqueau. Othon Brunsfeld. Fransciscus Junctinus. Aristote. Ennius. Quintilien. Hippocrate. Marsilio Cagnati. Jérôme Montuus. Origène. Isidore. Saint-Jérôme. Arnobe. Suidas. Petrus. Laurembergius. Celse. Bodin. Brisson, *antiquités du droit civil*. St.-Mathieu. Jérémie. St.-Paul. Salomon. St-pierre. Fr. Ranchin. Aëtius. Catulle. Martial. Perse. Juvenal. Nicolas Perrot. Mathœus. Martinius. Tertullien. Hésychius ou Isicius. St.-Augustin. Nicolas de Lyre. David. Ausonne. Avicenne. Fulgence. Varron. Lactance. Ovide. Apulée. Tibulle. Suétonne. Bathelemy Montagnana. Nemesius. Joh. Marthæus. Garyopontus. Sennert. Arétée. Oribase. Gaspar Hoffmann. Kariesatos. Jean Beverovicius. Jean Barclay. Pierre d'Etrlesunde. (anecdotes moscovites.) Béroalde. Prudence. (Histoire des martyrs.) Dempster. Cardan. Olhafius. Wormius, Actuarius. Nath. Highmorus. Papias, le grammairien. Aléxandre Trallien. Pline. Licinius Calvus. Thédoré Priscien. Paul Eginete. Aaron. Dioscoride. Ælien. Misih. Virgile. Scribonius Largus. Piaute.

Auteurs cités dans les notes du Traducteur.

LUCIEN et Perrot d'Ablancourt. Pérégrinus. Diogène. Racine. Sénéque. Vossius. Horace. Le marquis de Langle. Ménage et Furetière. M. l'abbé Chappe d'Auteroche. L'Abbé Boileau. Columella. Matthiole. Arnaud de Villeneuve, M. de Lignac. M. Lemery. Rabelais. Le Duchat (Ducatiana) Cornelius Gallus.

FIN.

On trouve aux mêmes adresses :

Poëmes philosophiques sur l'homme. 1 vol. in-18, frontispice gravé, représentant la résurrection des arts. 2 liv. 10 sous.

Les nuits de la Conciergerie, rêveries mélancoliques et poésies d'un proscrit; 1 vol. in-18, fig. 3 liv. 10 sous.

Les soupirs du cloître, ou le triomphe du fanatisme, épitre, par Guymond de la Touche, nouvelle édition, augmentée d'une notice sur la vie et les ouvrages de l'auteur, et autres poëmes choisis. 1 vol. in-18, 2 liv. 10 sous.

Le Pain béni, poëme et autres pièces choisies de Marigny, nouvelle édition, 1 vol. in-18, 2 liv. 10 sous.

Les Amonrs de Henry et Madeleine, poëme érotique en 2 chants, nouvelle edition, augmentée de plusieurs pièces en vers et en prose qui n'ont jamais été imprimées, 1 vol. in-18, fig. 2 liv. 10 sous.

Œuvres galantes de Palmarèze, 3 vol. in-18, jolie édition, beau papier, 9 liv.

L'éloge de *quelque chose*, dédié à *quelqu'un*, suivi de l'éloge de *rien*, dédié à *personne*, nouvelle édition, augmentée du poëme latin de Passerat, intitulé : *Nihil*, et autres pièces également piquantes, par divers auteurs célèbres. 1 vol. in-18, 2 liv. 10 sous.

Lucina sinè concubitu, ou le plaisir sans peine, traduit de l'anglais de Johnson, par le citoyen Moët, et Concubitus sinè Lucina, par Combes, avec le supplément, ouvrage singulier, dans lequel il est démontré qu'une femme peut concevoir et enfanter sans le commerce de l'homme. 1 vol. in-18, 3 liv.

Les Serins, poëme didactique, formant avec les notes un traité complet pour l'éducation des serins; 1 vol. in-18, 2 liv. 10 sous.

Histoire d'Hyppolite, comte de Duglas, par la citoyenne d'Aulnoy, nouvelle édition, 3 vol. in-18, avec de très-jolies figures, 7 liv. 10 sous.

Tout le monde connaît ce roman, qui a eu une infinité d'éditions : celle que nous annonçons est extrêmement soignée ; elle est en petit texte, sur beau papier.

Le despotisme, poëme, et autres poésies patriotiques, par Mercier de Compiegne, 15 sous.

Cet opuscule, composé sous les verroux du despotisme le plus barbare, les yeux sans cesse fixés vers le glaive de la mort suspendu sur sa tête, tient un rang distingué parmi les productions de l'auteur. Il a obtenu la mention honorable de la Convention nationale, le 7 frimaire, et tous les journaux en ont fait le plus grand éloge.

La morale du deuxième âge, ou idylles morales, tirées des jeux de l'enfance, par Mercier de Compiegne ; 1 vol. in-18, 15 sous.

Histoire du Petit Jacques, ouvrage moral, mis à la portée des enfans, traduit de l'anglais, nouvelle édition ; 1 vol. in-18, 1 liv.

— Le même, en papier d'Hollande superfin ; 2 liv. 10 sous.

Histoire d'Olivier Cromvel, par A. J. Dugour, 2 vol. in-18, fig. 8 liv.

Les nuits d'hiver, variétés philosophiques et sentimentales, recueillies par Mercier de Compiegne ; 1 vol. in-18, fig., 3 liv. 10 sous.

Choix de nouvelles en prose et en vers, qui n'ont jamais été imprimées, ou qui sont devenues rares. Poésies de Camille Desmoulins, antérieures à la révolution, et qui n'y ont aucun rapport. Idylles orien-

tales, sonnets traduits de l'italien et de l'espagnol, romances et observations sur différens points de philosophie et de politique, tout assure à ces nuits un succès brillant.

L'innocence du premier âge, ou les amours de Pierre Lelong et Blanche Bazu, par Sauvigny; 1 vol. in-18, fig., 3 liv. 10 sous.

La réputation de cet ouvrage nous dispense d'en faire l'analyse et l'eloge. L'exécution typographique en est très-belle, ainsi que les gravures.

Histoire corrigée de Robinson Crusoë dans son isle déserte, ouvrage rendu propre à l'instruction de la jeunesse, sur l'avis et le plan de J. J. Rousseau, 2 vol. in-18, fig. 5 liv.

Précis historique de la prise de Valenciennes; in-8°., 1 liv. 10 sous.

Concerts de Romainville, choix d'idylles, ariettes et vaudevilles; 1 vol. in-18, fig., 6 liv.

Soirées de mélancolie; 1 vol. in-18, fig., 7 liv.

Choix lyrique et sentimental; 1 vol in-18, avec 4 superbes gravures, dessinées par Queverdo; 5 liv.

Gérard de Velsen, nouvelle historique, par Mercier de Compiègne; 1 vol. in-18, fig., 4 liv. 10 sous.

Ismaël et Christine, nouvelle historique, par le même, 1 vol. in-18, fig., (2me édition) 4 liv.

Histoire de Marie Stuart, par le même; 2 vol. in-18, avec jolies estampes, 9 livres.

www.ingramcontent.com/pod-product-compliance
Ingram Content Group UK Ltd.
Pitfield, Milton Keynes, MK11 3LW, UK
UKHW021152260726
13994UKWH00001B/408